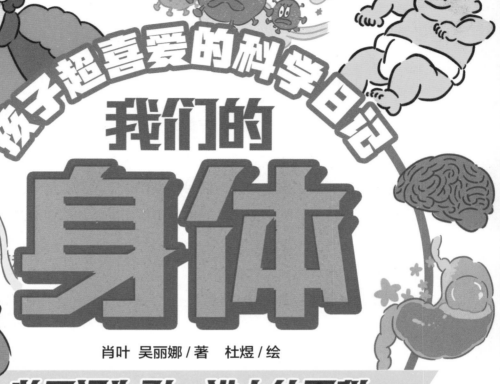

孩子超喜爱的科学日记

我们的
身体

肖叶 吴丽娜 / 著　杜煜 / 绘

以日记为引，讲人体百科
1分钟了解1个知识点

U0304620

人民文学出版社　天天出版社

日记好看，科学好玩儿

国际儿童读物联盟前主席　张明舟

　　人类有好奇的天性，这一点在少年儿童身上体现得尤为突出：他们求知欲旺盛，感官敏锐，爱问"为什么"，对了解身边的世界具有极大热情。各类科普作品、科普场馆无疑是他们接触科学知识的窗口。其中，科普图书因内容丰富、携带方便、易于保存等优势，成为少年儿童及其家长的首选。

　　"孩子超喜爱的科学日记"是一套独特的为小学生编写的原创日记体科普童书，这里不仅记录了丰富有趣的日常生活，还透过"身边事"讲科学。书中的主人公是以男孩童晓童为首的三个"科学小超人"，他们从身边的生活入手，探索科学的秘密花园，为我们展开了一道道独特的风景。童晓童的"日记"记录了这些有趣的故事，也自然而然地融入了科普知识。图书内容围绕动物、植物、物理、太空、军事、环保、数学、地球、人体、化学、娱乐、交通等主题展开。每篇日记之后有"科学小贴士"环节，重点介绍日记中提到的一个知识点或是一种科学理念。每册末尾还专门为小读者讲解如何写观察日记、如何进行科学小实验等。

　　我在和作者交流中了解到本系列图书的所有内容都是从无到有、从有到精，慢慢打磨出来的。文字作者一方面需要掌握多学科的大量科学知识，并随时查阅最新成果，保证知识点准确；另一方

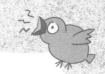

面还要考虑少年儿童的阅读喜好，构思出生动曲折的情节，并将知识点自然地融入其中。这既需要勤奋踏实的工作，也需要创意和灵感。绘画者则需要将文字内容用灵动幽默的插图表现出来，不但要抓住故事情节的关键点，让小读者看后"会心一笑"，在涉及动植物、器物等时，更要参考大量图片资料，力求精确真实。科普读物因其内容特点，尤其要求精益求精，不能出现观念的扭曲和知识点的纰漏。

"孩子超喜爱的科学日记"系列将文学和科普结合起来，以一个普通小学生的角度来讲述，让小读者产生亲切感和好奇心，拉近了他们与科学之间的距离。严谨又贴近生活的科学知识，配上生动有趣的形式、活泼幽默的语言、大气灵动的插图，能让小读者坐下来慢慢欣赏，带领他们进入科学的领地，在不知不觉间，既掌握了知识点，又萌发了对科学的持续好奇，培养起基本的科学思维方式和方法。孩子心中这颗科学的种子会慢慢生根发芽，陪伴他们走过求学、就业、生活的各个阶段，让他们对自己、对自然、对社会的认识更加透彻，应对挑战更加得心应手。这无论对小读者自己的全面发展，还是整个国家社会的进步，都有非常积极的作用。同时，也为我国的原创少儿科普图书事业贡献了自己的力量。

我从日记里看到了"日常生活的伟大之处"。原来，日常生活中很多小小的细节，都可能是经历了千百年逐渐演化而来。"孩子超喜爱的科学日记"在对日常生活的探究中，展示了科学，也揭开了历史。

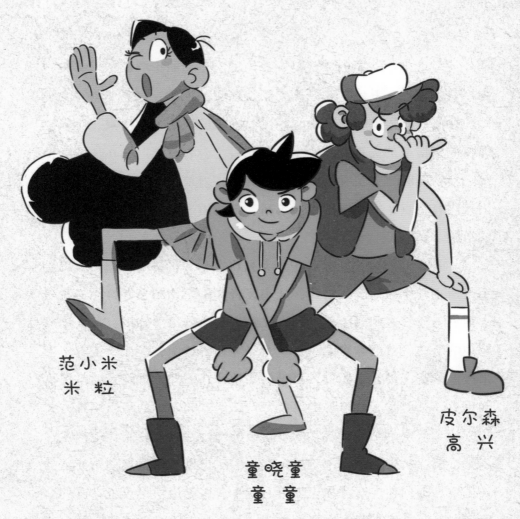

范小米
米 粒

童晓童
童 童

皮尔森
高 兴

　　她叫范小米，同学们都喜欢叫她米粒。他叫皮尔森，中文名叫高兴。我呢，我叫童晓童，同学们都叫我童童。我们三个人既是同学也是最好的朋友，还可以说是"臭味相投"吧！这是因为我们有共同的爱好。我们都有好奇心，我们都爱冒险，还有就是我们都酷爱科学。所以，同学们都叫我们"科学小超人"。

童晓童一家

童晓童 男，10岁，阳光小学四年级（1）班学生

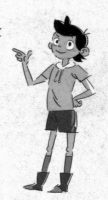

我长得不能说帅，个子嘛也不算高，学习成绩中等，可大伙儿都说我自信心爆棚，而且是淘气包一个。沮丧、焦虑这种类型的情绪，都跟我走得不太近。大家都叫我童童。

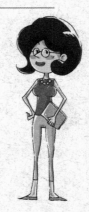

我的爸爸是一个摄影师，他总是满世界地玩儿，顺便拍一些美得叫人不敢相信的照片登在杂志上。他喜欢拍风景，有时候也拍人。其实，我觉得他最好的作品都是把镜头对准我和妈妈的时候诞生的。

我的妈妈是一个编剧。可是她花在键盘上的时间并不多，她总是在跟朋友聊天、逛街、看书、沉思默想、照着菜谱做美食的分分秒秒中，孕育出好玩儿的故事。为了写好她的故事，妈妈不停地在家里扮演着各种各样的角色，比如侦探、法官，甚至是坏蛋。有时，我和爸爸也进入角色和她一起演。好玩儿！我喜欢。

我的爱犬琥珀得名于它那双"上不了台面"的眼睛。在有些人看来，蓝色与褐色才是古代牧羊犬眼睛最美的颜色。8岁那年，我在一个拆迁房的周围发现了它，那时它才6个月，似乎是被以前的主人遗弃了，也许正是因为它的眼睛。我从那双琥珀色的眼睛里，看到了对家的渴望。小小的我跟小小的琥珀，就这样结缘了。

范小米一家

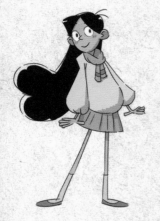

范小米 女，10岁，阳光小学四年级（1）班学生

我是童晓童的同班同学兼邻居，大家都叫我米粒。其实，我长得又高又瘦，也挺好看。只怪爸爸妈妈给我起名字时没有用心。没事儿的时候，我喜欢养花、发呆，思绪无边无际地漫游，一会儿飞越太阳系，一会儿潜到地壳的深处。有很多好玩儿的事情在近100年之内无法实现，所以，怎么能放过想一想的乐趣呢？

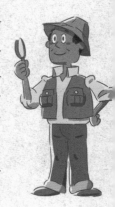

我的爸爸是一个考古工作者。据我判断，爸爸每天都在历史和现实之间穿越。比如，他下午才参加了一个新发掘古墓的文物测定，晚饭桌上，我和妈妈就会听到最新鲜的干尸故事。爸爸从散碎的细节中整理出因果链，让每一个故事都那么奇异动人。爸爸很赞赏我的拾荒行动，在他看来，考古本质上也是一种拾荒。

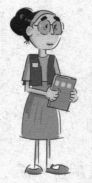

我妈妈是天文馆的研究员。爸爸埋头挖地，她却仰望星空。我成为一个矛盾体的根源很可能就在这儿。妈妈有时举办天文知识讲座，也写一些有关天文的科普文章，最好玩儿的是制作宇宙剧场的节目。妈妈知道我好这口儿，每次有新节目试播，都会带我去尝鲜。

我的猫名叫小饭，妈妈说，它恨不得长在我的身上。无论什么时候，无论在哪儿，只要一看到我，它就一溜小跑，来到我的跟前。要是我不立马知情识趣地把它抱在怀里，它就会把我的腿当成猫爬架，直到把我绊倒为止。

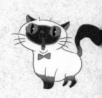

皮尔森一家

皮尔森 男，11岁，阳光小学四年级（1）班学生

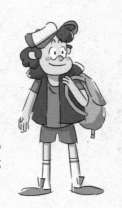

　　我是童晓童和范小米的同班同学，也是童晓童的铁哥们儿。虽然我是一个英国人，但我在中国出生，会说一口地道的普通话，也算是个中国通啦！小的时候妈妈老怕我饿着，使劲儿给我搋饭，把我养成了个小胖子。不过胖有胖的范儿，而且，我每天都乐呵呵的，所以，爷爷给我起了个中文名字叫高兴。

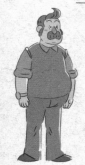

　　我爸爸是野生动物学家。从我们家常常召开"世界人种博览会"的情况来看，就知道爸爸的朋友遍天下。我和童晓童穿"兄弟装"的那两件有点儿像野人穿的衣服，就是我爸爸野外考察时带回来的。

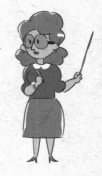

　　我妈妈是外国语学院的老师，虽然才36岁，认识爸爸却有30年了。妈妈简直是个语言天才，她会6国语言，除了教课以外，她还常常兼任爸爸的翻译。

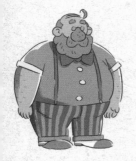

　　我爷爷奶奶很早就定居中国了。退休之前，爷爷是大学生物学教授。现在，他跟奶奶一起，住在一座山中别墅里，还开垦了一块荒地，过起了农夫的生活。

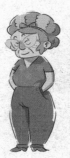

　　奶奶是一个跨界艺术家。她喜欢奇装异服，喜欢用各种颜色折腾她的头发，还喜欢在画布上把爷爷变成一个青蛙身子的老小伙儿，她说这就是她的青蛙王子。有时候，她喜欢用笔和颜料以外的材料画画。我在一幅名叫《午后》的画上，发现了一些干枯的花瓣，还有过了期的绿豆渣。

目 录

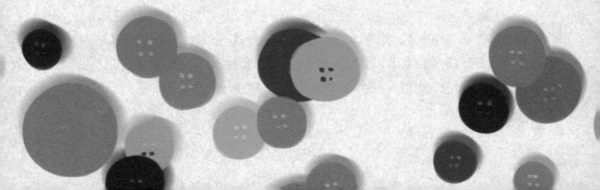

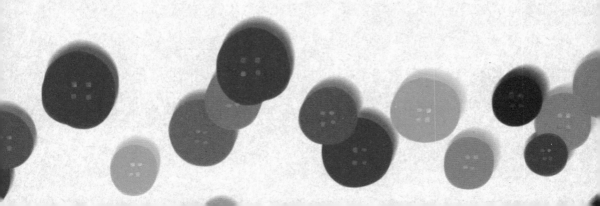

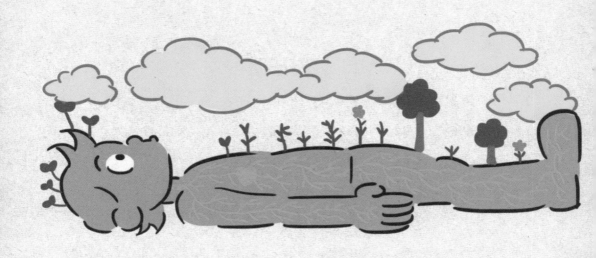

1月1日 星期一 未来生命1号

我躺在床上，想象自己是一座花园：我的皮肤是表层土，血液是地下水，毛发是小草和大树，当然，还有那些潜伏在我体内不时钻来钻去给这个奇妙花园松土的小细菌。

咦？！此时此刻，我的花园是不是也在想象自己是一个人呢？这个问题简直是叫醒神器，高兴和米粒也为此离开了各自温暖的被窝。

早上9点，"科学小超人"在我家小花园集合了。可就在这一刻，我突然意识到这个问题很不靠谱。花园能有想象力吗？这纯属瞎想。可米粒拿爱因斯坦的名言来激励我："想象力比知识更重要。知识是有限的，想象力却能概括整个世界。"高兴架势更大，他连生命探测仪都带来了。现在，他俩都等我安排工作，去探测花园在想什么呢。我真有点儿骑虎难下了。

高兴已经像模像样地拿起探测杆，四处探了起来。嘿！有了！我对他俩说："生命探测仪只能感应到人体产生的电场，它的电波过滤器会滤除其他动物的电波频率，更没法儿用它来了解花园在想什么。所以，鉴于探测花园想象力的仪器还没发明，我们不如试试用花园里的东西做出一个人来。"

　　米粒和高兴没表示异议。我猜，他俩是打算把"童童疯了"作为课间的谈资，所以才这么乖乖地任我折腾。哼！我可不能让他们的阴谋得逞。我慢悠悠地说："还记得去年高兴爷爷说过的话吗？一个人的身体主要由 11 种元素组成，这些我的花园里都有。要是把这些元素收集起来，我们不就有可能做出人来了？"

　　就这样，我成功地化解了成为谈资的风险。接着，我们开始收集构成人体的元素，决定把这个未来的生命称为"1号"。

　　我用密封袋装了一袋花园的空气。这一袋大

气层免费发放的生命之气，就像由七成氮气、两成氧气外加一丁点儿稀有气体和杂质调制而成的空气鸡尾酒。

而我体内的红色"巴士"——血液则会把氧气运载到全身各处，加入新陈代谢的游戏。

米粒从一朵小花旁边的泥土里拿出一支铅笔——带了铅笔来写名称牌，结果一个字没写，还把铅笔插土里，这事铁定是我爸干的。不过，这倒给我们留下了造"1号"所需的碳。铅笔芯里的石墨也是一种碳，虽然比较软，但我坚信"1号"将会拥有坚硬挺拔的骨架。

高兴捏了一撮花肥，他说里面的磷能让"1号"骨骼更加强健。接着，我们又从洗手池上拿了块肥皂，在堆肥坑里找了个臭鸡蛋……然后，把这些香香臭臭的东西混在一起——管他呢，只要它们能让"1号"的体液保持化学平衡，受伤后不会不停地往外冒血就够了。

最后，我们把这些东西放到一个苇草编

织的篮子里。米粒说，这就叫"生命的摇篮"。由于臭鸡蛋的特殊气味，他俩一致同意把这个重要的篮子放我床底下。嘻，谁叫"人造人"的主意是我出的呢！

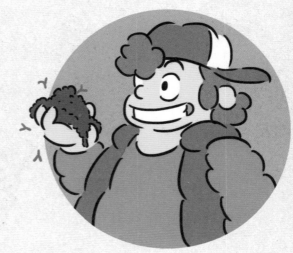

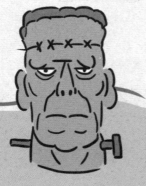

科学小贴士

午饭后，我明白了一件事：仅仅把这些堆在一起，是没法儿造出一个像样的人的。我应该去找一种叫作细胞的东西，如果找够 10^{14} 那么多，再用极其伤脑筋的方式组合一下，或许还有一线希望。

1818 年的今天是世界上第一部科幻小说《弗兰肯斯坦》的出版日，小说讲的正是人造人的故事。"科学小超人"在这个特别的日子创造"未来生命 1 号"，真的很有纪念意义呢。

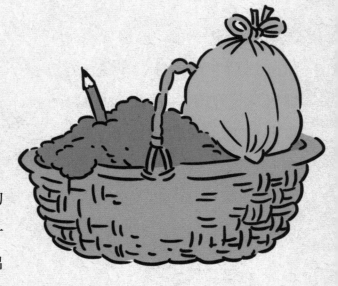

1月2日
星期二
跟一只猴子对话

我怀疑，我床底下的"生命的摇篮"其实是一个孵梦机，虽然它造不出人的身体，可它让我昨晚

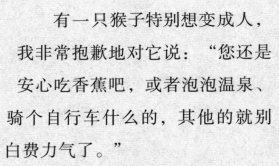

的梦里全是些非人类生物想要化身为人的故事。我现在只隐约记得最后一个梦。

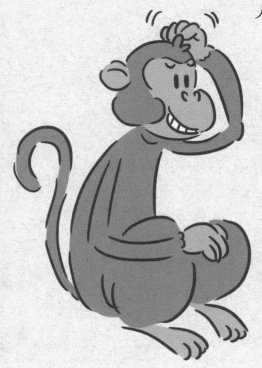

有一只猴子特别想变成人，我非常抱歉地对它说："您还是安心吃香蕉吧，或者泡泡温泉、骑个自行车什么的，其他的就别白费力气了。"

可那只猴子竟然反驳说，要是追溯得远一些，人和猴子以及所有脊椎动物的祖先，其实都是海口鱼。

猴子大概是说我跟它在起点上没什么区别，对此我哑口无言。不过，幸亏我还知道海口鱼是一种拇指般大小的寒武纪生物，不然在一只猴子面前露怯，那就太丢人了。

为了在这只猴子面前扳回一局，我说了昨天制造"未来生命1号"的事。没想到，它竟然大笑起来："我听说以前有一个科学家想用煮稻草的方式来创造生命，结果连一个单细胞的草履虫也没煮出来。你们却想用乱七八糟的东西制造人，真是太愚蠢了。"

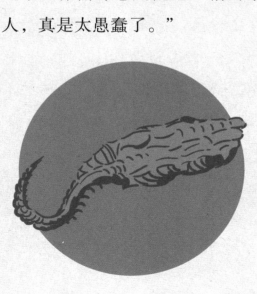

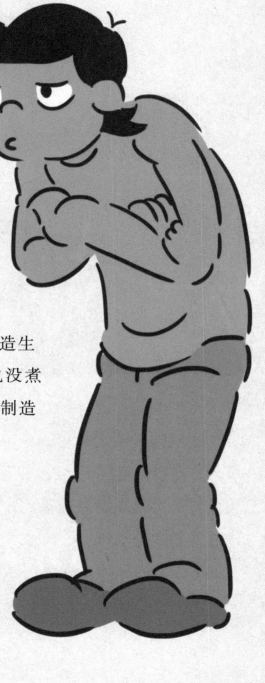

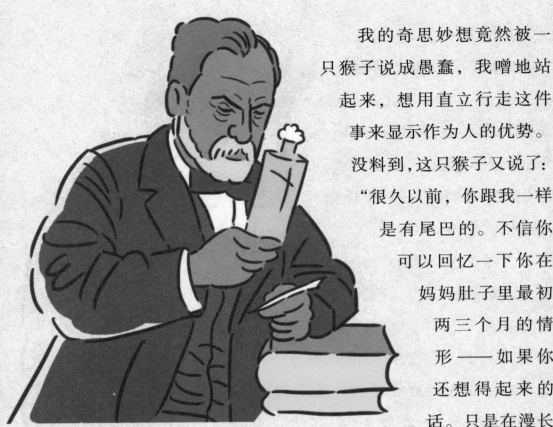

我的奇思妙想竟然被一只猴子说成愚蠢，我噌地站起来，想用直立行走这件事来显示作为人的优势。没料到，这只猴子又说了："很久以前，你跟我一样是有尾巴的。不信你可以回忆一下你在妈妈肚子里最初两三个月的情形——如果你还想得起来的话。只是在漫长的进化中，你们人类的尾巴慢慢地缩短，成了现在的样子。这个又小又短的东西既不能帮忙爬树，又没法儿用来拿好吃的，留着有什么用？！"

猴子越发得意地笑起来，我被噎得胸口闷闷的，几乎透不过气来。"哎呀——"我大叫一声醒过来。那只恼人的猴子不见了，它的话却一直在耳边响起。

科学小贴士

没想到，听我复述了这个梦以后，高兴和米粒都站在猴子那边。高兴说，或许我跟梦里这只猴子的渊源还能说得更远些。米粒随手把一张细长的纸片卷成弹簧状，她说生命体内的 DNA 就长成这样。我打算今晚再做个梦，让那只猴子送他们一人一条长尾巴。

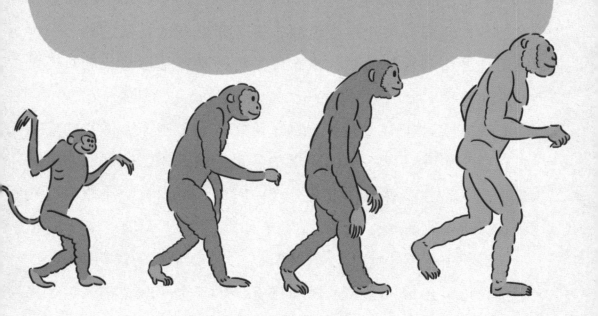

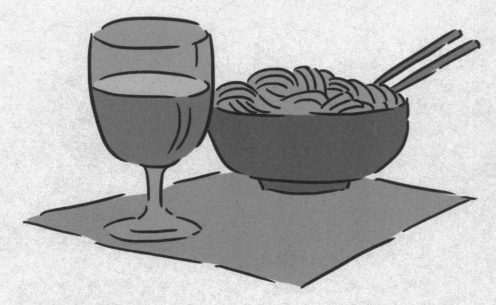

1月3日 星期三
遥不可及的双胞胎弟弟

早上我很饿，却吃不下任何东西。餐桌上的一切都是蓝色的，面条是蓝色的，果汁是蓝色的，筷子和桌布也是蓝色的……妈妈用这种遏制食欲的颜色来布置早餐，难道是怕我长胖？还是打算惩罚我不听规劝，坚持把"生命的摇篮"放床底下？

唉！虽然这个"生命"的外壳只是一个篮子，可我的确很想有一个跟我一模一样的小弟弟从里面站起来。这样，当"科学小超人"在某件事情上有分歧的时候，至少有个小跟班时刻和我保持一致。

妈妈用蓝色的嘴巴友情提醒说："吃到最后的洗碗哦！"

我讨价还价："要是您和爸爸再生一个童晓童出来，咱家以后的洗碗大业我全包了。"

妈妈认真地考虑了一会儿："那意味着，我和你爸爸得再生比整个银河系的恒星数量还要多的孩子，才可能生出一个跟你一模一样的。"

我有点儿失望："不是吧！那得到何年何月啊！"

妈妈叹了一口气："可惜，我的一生只能生产大约 400 个可以孕育生命的种子。除非先

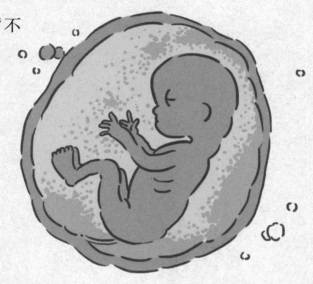

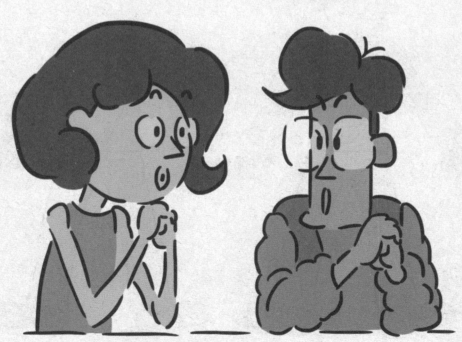

复制童童妈，然后妈妈们就可以像接力赛一样，持续不断地生宝宝。"

我提出疑问："那童童爸不也得复制吗？"

一直在饭桌上埋头苦干的爸爸终于发话了："这么重要的事，你们竟然把我给忘了。不过，这么多孩子就算睡通铺也会被挤到太空去吧，我还没听说地球之外有哪个星球能住人呢！"

听到这儿，我明白靠他们是不行了。米粒和高兴也许另有办法。

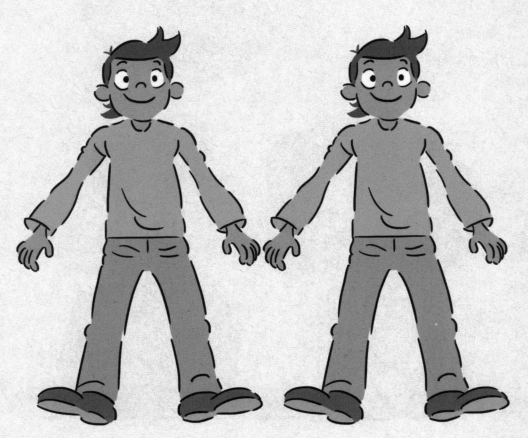

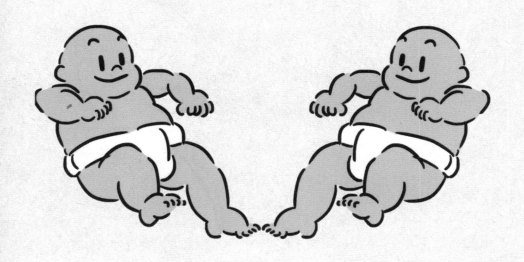

科学小贴士

　　午饭还是蓝色的，我只好闭着眼睛吃。妈妈还在考虑生"童童小弟"的事儿。爸爸说，他下次去俄罗斯拍照片，会试着找找舒亚瓦西里耶夫·费奥多尔。据说，这人和他的妻子在40年的时间里，一共生了69个孩子，其中有不少是双胞胎、三胞胎甚至四胞胎。拜托！老爸您现实点儿好吗？您真的打算穿越到18世纪向这个已经作古的人取经吗？何况，我已经出生了，不可能以"双胞胎"的方式重新降临到这个世界了。

21

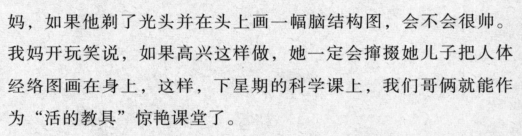

1月8日
星期一
高兴的"新发型"

晚上，高兴踩着饭点来我家。他一来就要吃的，还问我妈，如果他剃了光头并在头上画一幅脑结构图，会不会很帅。我妈开玩笑说，如果高兴这样做，她一定会撺掇她儿子把人体经络图画在身上，这样，下星期的科学课上，我们哥俩就能作为"活的教具"惊艳课堂了。

这也太不靠谱了。我认真地告诉高兴，如果他真在头上画脑结构图，那无异于把一堆大肠顶在头上，因为我们人类大脑长得就这水准。而且，高兴还得细细描画出大脑的沟回。如果看不出沟回，我觉得高兴大概是想跟老鼠和兔子混到一块儿去；不过，他也不用画得比自己本来的样子更

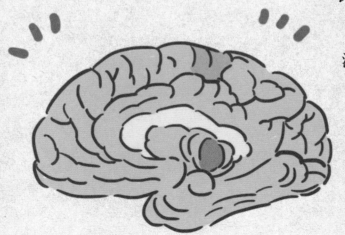

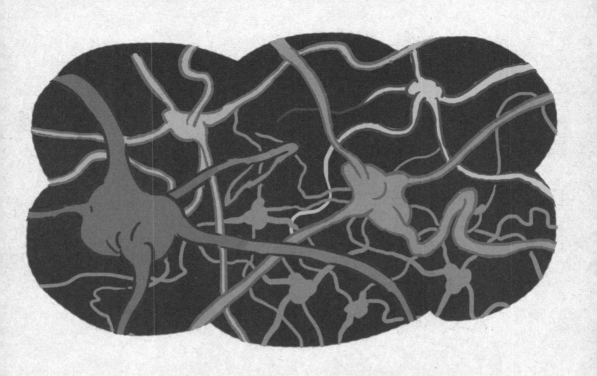

复杂，不然我会以为那是海豚。

高兴却说，沟回都是小意思，难画的是神经元。这并不是因为它们造型凌乱，只要像画章鱼那样勾勒它的触角，还是很容易画的。但人类大脑里约有 1000 亿个神经元，一天画 1000 个的话，也得画 1 亿天。

我妈心算了一下："那得要 3000 多个高兴前赴后继才能画完这幅鸿篇巨制呢！"

不就一幅画嘛，怎么听着跟我那"童童小弟"一样遥不可及呢？

我担心的却是另一件事：就算把高兴的大脑铺平了，也就 8 面大 32 开书的面积。要在上面画上 1000 亿个神经元，岂不等

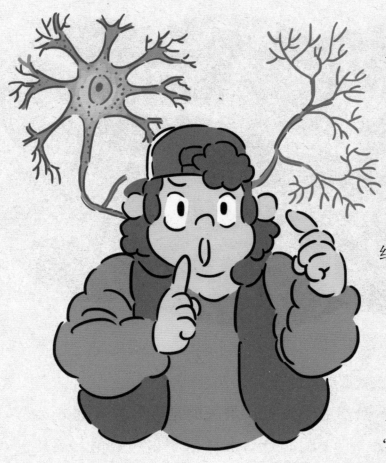

于是在手掌上画出宇宙吗？

妈妈也跟着犯难："那得用多细的笔呀！我听说最细的笔尖直径也有0.18毫米。"

妈妈怎么老跑题呢，我忍不住对着她的脑袋大叫起来："啊——"

妈妈捏捏我的下巴："你没事吧？"我说，我这是在用声波测量妈妈的脑纹。很多时候，我非常怀疑这个经常能跟高兴聊到一起的女人是不是真的已经30多岁了，脑纹能告诉我妈妈的真实年龄。

妈妈说等爸爸回来，我也应该测测他的脑纹。因为他前两天到巴西和意大利去了，他想拍的两个女人就生活在这两个国度。这两个女人在生孩子方面创造了奇迹。

我的好爸爸！虽然我对他生"童童小弟"已经不抱希望，

可他仍在为我四处奔走。为了不让我太失望，他甚至假借拍照片之名——当然，这可能是我一厢情愿的理解。

高兴好心提醒说，频繁地倒时差会损害叔叔大脑的记忆力。那么——我想建议高兴找机会去倒倒时差，好快点儿忘掉画新发型这么糟心的事。

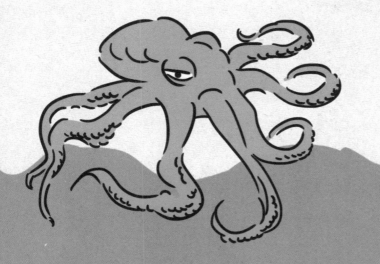

科学小贴士

直到晚饭结束，高兴仍然没有放弃画新发型的想法。我想，我应该庆幸，高兴起码不是章鱼。这样一来，他至少不用把神经元结构图画得满手都是，因为章鱼的触腕上也都分布着丰富的神经元。

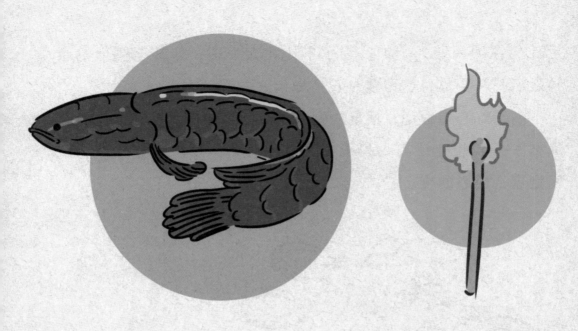

1月9日 星期二 咏帽"大脑"

早晨米粒打电话来，建议我用火柴头来替换鸡蛋，这样卧室里就不会臭烘烘了。于是，我把冰箱里的黑鱼放进了"生命的摇篮"。米粒听后大为震惊。可火柴头鱼不就是黑鱼的别名吗？米粒解释说，她指的是跟臭鸡蛋一样含有硫的可以划燃的火柴头。那好吧！

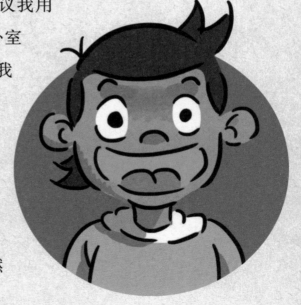

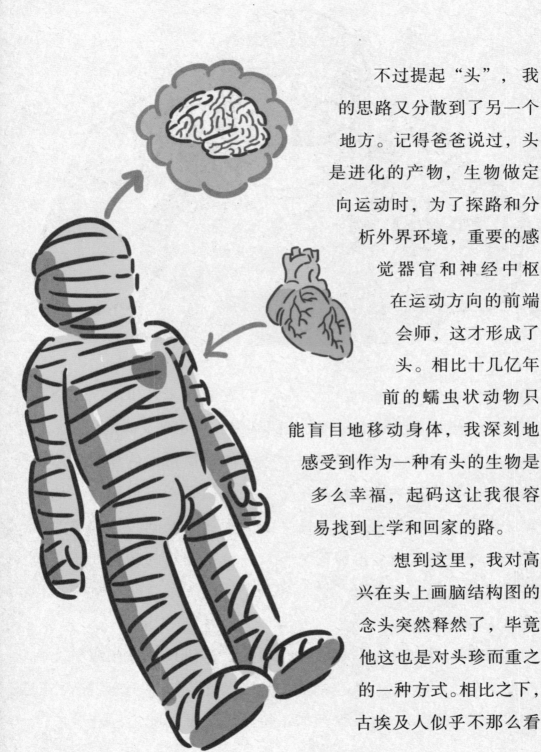

不过提起"头"，我的思路又分散到了另一个地方。记得爸爸说过，头是进化的产物，生物做定向运动时，为了探路和分析外界环境，重要的感觉器官和神经中枢在运动方向的前端会师，这才形成了头。相比十几亿年前的蠕虫状动物只能盲目地移动身体，我深刻地感受到作为一种有头的生物是多么幸福，起码这让我很容易找到上学和回家的路。

想到这里，我对高兴在头上画脑结构图的念头突然释然了，毕竟他这也是对头珍而重之的一种方式。相比之下，古埃及人似乎不那么看

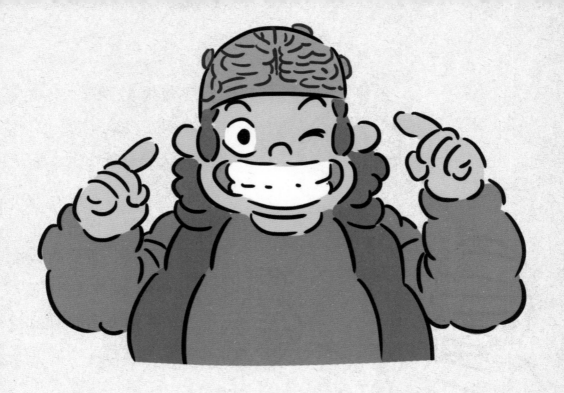

重大脑。虽然他们赐予大脑名字，但在制作木乃伊时，却会移除大脑，把心脏留在体内——他们认为心脏才是灵魂的居所。

　　为了支持高兴，我把妈妈给我买的一顶粉红色泳帽从箱底翻出来，直奔高兴家。高兴出于礼貌试戴了一下，不过，他不太理解我为什么要送他这顶跟西澳大利亚希勒湖一样颜色的帽子。我说："看起来粉粉的，不只是希勒湖水的颜色，还有新鲜的大脑好吗？"高兴不愧是高兴，他一下子就明白过来，我是想让他在泳帽上画大脑。

　　高兴果断地放弃了画神经元的企图，他只打算在泳帽上画一堆"大肠"。不过，在这之前，他从冰箱里拿出一块蓝纹奶酪，在泳帽上涂抹了一遍，因为他觉得新鲜大脑的味道闻起来应该像蓝纹奶酪。我被高兴对真实感的追求深深打动了，从高兴家的菜篮里翻出几个蘑菇，把菌盖薄薄地切成片，均匀地贴到泳帽上。高兴哈哈一笑，这无疑会让泳帽从手感上更接近真正的大脑。

一切完毕！咦？怎么把米粒给忘了！高兴赶紧拿起了电话。

科学小贴士

米粒看到高兴的时候，他刚把画满"大肠"、有着蘑菇贴片并散发着蓝纹奶酪味的泳帽戴在头上。米粒说这"脑子"看得她头痛。高兴却丝毫没有把泳帽取下来的意思。我安慰米粒说，还好她没有生活在石器时代，那时候脑外科手术治疗轻微头痛的方法叫环钻术，就是用工具在颅骨上打洞……还没说完，我就感到米粒凌厉的掌风向我的后背袭来，她还笑着说："童大夫，后背痛在石器时代怎么治啊？"

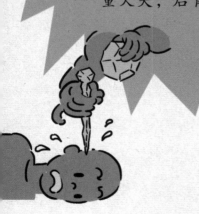

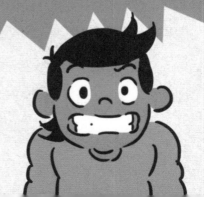

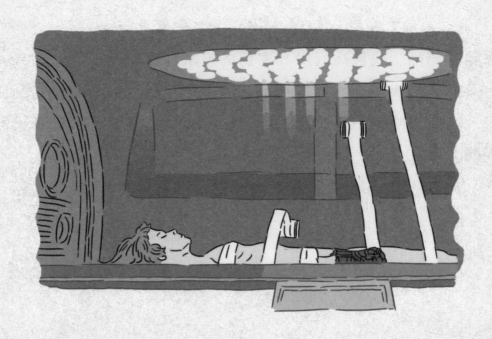

1月17日 星期三 "皮肤打印机"

早上去学校的路上，我跟米粒、高兴讲起了法国导演吕克·贝松的科幻片《第五元素》：邪恶的黑暗星球即将摧毁地球，来自外太空的蒙督沙瓦人乘坐宇宙飞船赶来拯救地球，却在途中遇袭，全军覆没，地球人从飞船坠落之处找到蒙督沙瓦人的一只手，把它带回研究所利用仅存的活体细胞进行生命复原，从重建骨骼、组织修复、完成紫外线保护层，到最后细胞被热核反应轰炸，迫使机体做出自我保护反应，从而长出皮肤……

高兴和米粒由衷地赞叹："太妙了！"电影里的地球人也这么说，可是，高兴和米粒就不能说点儿别的吗？比如——"要是咱们的'未来生命1号'有这条件，说不定就能从'生命的摇篮'

里跳起来了。"我无奈地提示道。

米粒想了想说："重建骨骼、修复组织好像很难呀！不过长出皮肤倒是可能的，而且也不用热核反应轰炸这么麻烦，用3D皮肤打印机就行。"

用3D皮肤打印机打出的不是纸张而是人的皮肤，还是有活体细胞的皮肤，这太匪夷所思了！要知道，人体各处皮肤的厚度是不一样的，眼睛周围的皮肤最薄，跟一根头发丝的直径差不多，手掌和脚掌的皮肤最厚，约有4毫米。而且，皮肤的结构就像三明治，包含了表皮、真皮、皮下组织三个层次，还带有好些附属"零件"，比如汗腺、皮脂腺、毛细血管、淋巴管什么的。3D皮肤打印机真的能把这么复杂的器官给打印出来吗？

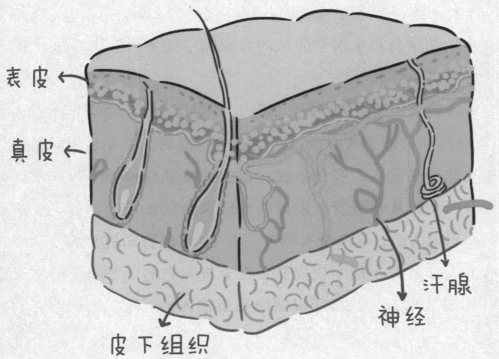

表皮

真皮

汗腺

神经

皮下组织

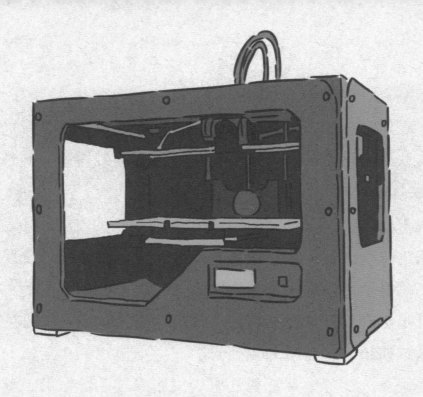

　　我的眼神里充满了怀疑："米粒，这不会是你顺口胡编的吧？"

　　米粒不满地�‍撅着小嘴，问高兴："你怎么不吭声？你爷爷不是再生生物学与再生医学领域的专家吗？他不可能没听过'3D皮肤打印机'的事。"

　　高兴嘿嘿一笑："我爷爷知道的，不等于我也知道啊！不过，3D皮肤打印机的事我听说过，用它打印皮肤，主要是为了帮助那些皮肤受伤的人。我爷爷说，以前的皮肤移植手术，常常拆东墙补西墙，从伤者身上取好的皮肤移植到破损的地方，要是移植面积大的话，病人会很痛苦。可3D皮肤打印机只需要从病人身上取邮票大小的一块皮肤，在分析完它的'三明治结构'之后，3D皮肤打印机就能根据研究员输入的程序，用它储存的活体皮肤细胞，再加上纤维蛋白原、胶原蛋白和凝血酶等其他材料，'打印'出跟原皮肤一样的新皮肤啦！"

真是太神奇了！虽然3D皮肤打印机只在动物身上做过试验，有些难题还有待攻克，比如让皮肤与血管连通，但这并不妨碍我的想象：有那么一天，医生们拎着3D皮肤打印机奔赴事故现场，帮助那些受伤的人修复受损的皮肤。

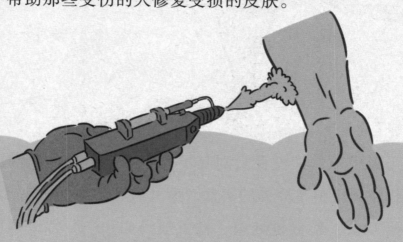

科学小贴士

高兴说，除了3D皮肤打印机，他爷爷的朋友还研制出一种医用皮肤喷枪。具体方法是：医生先从病人的好皮肤里提取干细胞，把它泡在一种特殊的溶液里，再装进喷枪里对着病人的创伤进行喷射，大约一个半小时就能促使皮肤新生。几天以后，病人身上就几乎看不到皮肤受损的痕迹了。

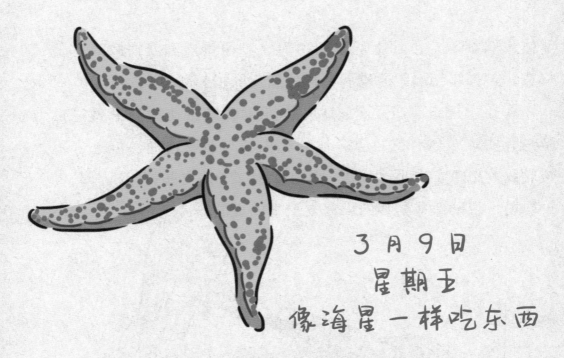

3 月 9 日
星期五
像海星一样吃东西

今天中午，学校食堂刮起了一股黑暗料理的风潮。我扫视着一排排码得整整齐齐的菜盆，嘴里默默念着："月饼炝辣椒、鸡爪炒鸡头、猕猴桃炖肉、橘子煨汤面……"打饭师傅举着饭勺对我满脸期待："小同学，爱吃什么菜？"我胡乱指了两个，就满心忐忑地端着饭盒找座去了。

这些菜很有创意，可我就是吃不下去，米粒也是。

还是高兴比较淡定，他想了一个办法："要不，我们学学海星吃东西吧。海星把胃从身体里翻出来猎食，还会在体外消化食物，这样就绕过了手指尖和嘴巴。因为对人类来说，嘴唇和手指尖是我们身体里最善于感受微小细节的部位啦，胃相对大条一点儿，没那么敏感。"

米粒听了直摇头："你也不仔细想想，我们的消化道很长，从嘴巴往下有咽、食管，才能到胃，胃下面又有小肠、大肠牵扯着，要想把胃翻出体外，难度太大了。人家海星胃前面的食管很短，胃后面的肠也很短，有的甚至没有肠，所以它把胃翻出体外那是轻而易举的。"

我嚷嚷着："虽然咱们跟海星一样都是后口动物，但海星属于更原始的无脊椎动物，咱们好歹是比较高级的脊椎动物，学海星太不合适了！"

可黑暗料理当前，总得给自己树个榜样吧，不然下午上课的时候，我们仨就要合奏"肚子咕咕曲"了。

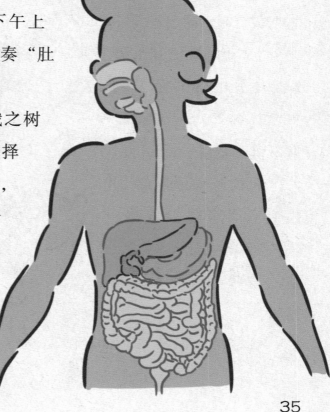

我想起一个名叫饥饿之树的网站，里面有好多饥不择食的"大胃王怪树"的相片，一些云杉、红木甚至把身边的邮筒、墓碑、交通标识"吞进"树干里。这些可是比月饼、

鸡头更"黑暗"的料理。

高兴却说学云杉、红木也不合适，因为这些怪树没有胃，它们并不是靠吃邮筒之类的东西填饱肚子的。它们跟所有植物一样，是通过光合作用把大自然中的二氧化碳、水等无机物变成了自己的饭菜。可我们人类没有叶绿体进行光合作用，只能用胃来储存、研磨和消化食物。

那学法国男人洛蒂托总可以吧！他号称有世界上最强大的胃，在我爸出生之前，他就开始吃玻璃和金属。半个世纪下来，他吃掉了18辆自行车、15辆手推车、7台电视机和1架飞机，外加1具棺材！所以，食堂这些黑暗料理对他来说简直不值一提。

米粒苦恼地敲着饭盒："可是，像洛蒂托那样的异食癖患者，他的胃壁有普通人的两倍厚呀！"

想了想，还是学我爸爸吧，

他的胃壁是正常的厚度。这会儿，他正在霍基蒂卡美食节上，挨个儿试吃那些奇奇怪怪的食物，比如喜鹊馅儿饼、黄蜂幼虫冰激凌、煎蝗虫、抹着巧克力的甲壳幼虫……

在我爸的感召下，我们仨终于放下心中的恐惧，对着盘中餐伸出了筷子。只是，我们的筷子不约而同地伸向了同一盘菜：番茄炒蛋（蛋是卤过的）。

科学小贴士

桌上的几道奇葩菜式最终还是进了食堂的泔水桶，我们对这次浪费食物的行为感到很羞愧，同时，我们无比崇拜我爸在美食节上的好胃口。

高兴甚至有些担心，他说："但愿叔叔别吃太撑，毕竟他的胃空腹的时候只有拳头那么大，虽然进食后胃容积可以扩大 30 倍，但要是不停地吃下去，胃扩大到 3000 毫升以上，那可就接近极限了。"

我轻描淡写地"哼"了一声："你就放心吧！虽然我爸像《名利场》的作者萨克雷一样是个工作狂，但我相信，他是不会那样玩命地暴饮暴食的。"

5月23日
星期三
"微笑的"舌头

今天学校放假一天，中午，我约了米粒、高兴到附近小树林野餐。阳光就像金色的沙砾，从洋槐树的缝隙落下，温暖着我帅气的单眼皮。我努力回忆着斯特鲁伽茨基兄弟的科幻小说《路边野餐》，打算从里面扒两句台词作为开场白。米粒突然

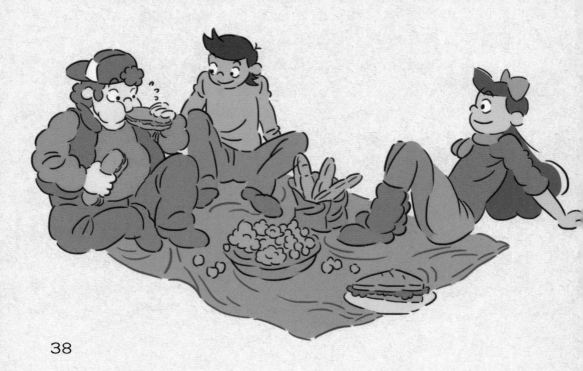

嚷嚷起来："喂！高兴，你想一个人干掉我们所有的午餐吗？这种吃法跟海豚和海狮有什么分别？"

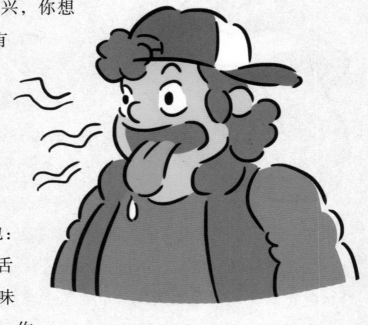

那哪儿成！我果断放弃了开场白，从高兴怀里抢走野餐包："就是！人家海狮的舌头不长味蕾，尝不出味道，才囫囵吞下食物。你的舌头上一共有1万多个味蕾呢！"

高兴羞愧地吐了吐舌头。等我清点完剩余的食物，高兴还没有把舌头收回嘴巴里。我动了恻隐之心，对米粒说："你看，高兴太可怜了，他没东西吃，竟然用舌头来收集食物的气味。"米粒笑了："高兴又不是蛇，蛇才不停地吐舌头，把气味微粒带到口腔上方的犁鼻器里去呢。"

我推测说："那

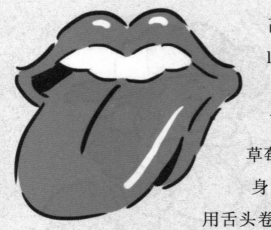

高兴肯定是在模仿滚石乐队的logo，那不也是一舌头吗？"

"高兴，你什么时候爱上滚石了？"米粒边说，边扔过来一颗草莓"炸弹"，命中了高兴的舌头。

身为人类的高兴没法儿像小牛一样用舌头卷住草莓，所以，这颗饱满的红色果实——不，应该说是膨大的花托就令人遗憾地滚到了泥土里。

"错！错！错！"不过，高兴这并不是批评米粒不科学的喂食方式，他只是要为刚才吐舌头的事做出唯一正确的解释。原来，高兴吐舌头是在微笑。

慢着！微笑不是主要由我们脸上的40多块表情肌出品的吗？跟舌头有什么关系？不过，话说回来，现在流行跨界，舌头也不是没干过出格的事。比如，美国加利福尼亚州有个名叫尼克·阿法纳西耶夫的男子，他常常用自己那条长舌头舔舔自己的鼻头和眼睛，或者发发短信什么的。有的研究人员甚至发明了一种可以让舌头"看见"东西的神器，来帮助那些失明的人。

可是，吐舌头等于微笑？！这一刻，几百万兆个电信号在我的脑子里飞速奔跑着，可它们都没法儿告诉我答案。高兴笑了，这次他用了表情肌，他说，用舌头微笑其实是在向爱因斯坦致敬——当记者们在爱因斯坦 72 岁生日庆典上请他"对着镜头微笑"时，他却只是吐了吐舌头，这样的微笑就像他的相对论一样卓尔不群。

科学小贴士

　　高兴连野餐包里的面包渣也不放过，他一个人吃掉了两人份的食物，还意犹未尽。这时，他抬头看天，看到了洋槐树上一串串洁白的槐花。我说："高兴，这鲜嫩香甜的槐花，你打算怎么吃啊？"高兴"哼"了一声："你就知道吃，我是打算拿甜味的槐花来做'味觉地图'的实验呢！听说舌尖对甜味的反应最灵敏了。"米粒乐了："上个星期，你不是已经对舌尖、舌根、舌头两侧分别负责品尝甜、苦、酸、咸的说法辟谣了吗？"高兴嘿嘿一笑："是吗？我怎么不记得了。"

9月20日 星期四
童童的刷牙课

晚饭后，我带着一副仿真假牙来到米粒家。我能想象，此时此刻，米粒住的楼里所有年龄在 1 周岁到 6 周岁的小朋友都整整齐齐地围坐在她家的地毯上，盼着童童老师来给他们上乳牙长出之后、恒牙露头之前的刷牙课。想到这儿，我就兴奋不已，不觉加快了脚步。

可是，想象有多美好，现实就有多残酷。

打开门，孩子们各种吵闹的喧嚣声扑面而来，有互抢玩具白热化到肉搏战的；有上蹿下跳大喊着"你抓不着我"的；也有文静范儿的，但那仅仅出现在一个窝在妈妈怀里把大拇指当作棒棒糖不停吮吸的孩子身上——据我目

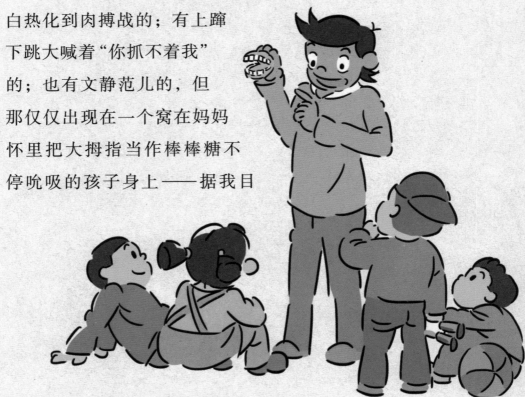

测，那小孩儿上下都已经长
出了中切牙、侧切牙、
尖牙和第一乳磨牙，
年龄大约 1 岁半，
正处在弗洛伊德
所说的迷恋吮吸、
咀嚼和吞咽的"口
唇期"。

　　米粒拍着巴掌企
图静场，可她很快就意
识到这是徒劳的。于是，她
理智地把控场权让给了我。

　　我开始不断地上下咬合自己的牙齿，发出"咔咔"的声音，
还夸张地隔着皮肤按摩牙龈，就一直这样做到小家伙们都安静
下来，好奇地看着我。

　　我问拿在右手里的仿真假牙："嘿，小磕，你能告诉小朋友们，
童童老师刚才在做什么吗？"

　　"牙齿健美操！"给假牙配音的米粒及时地站到小磕的背
后，她的回答很专业。

　　我满意地对假牙竖起了大拇指："小磕，给大家讲讲你平
时怎么刷牙的吧。"

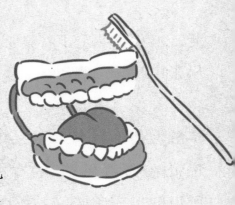

　　米粒拿起一把牙刷，在假牙上卖力地横着刷起来。

　　我立刻装出一副惊悚的表情说："小磕，我听到牙缝里的细菌在偷偷地笑呢，横着刷的话，是没法儿把它们赶走的。而且，要是力气过大，长时间还会把牙齿表面的釉质刷出缺口，损伤牙龈呢。"

　　米粒又换成垂直牙面上下刷。

　　我摇摇头："这样也不行，细菌会躲在牙龈沟里，喏，就是这里。"米粒配合地用手指着小磕的牙齿和牙龈交界的地方。

　　假牙配音师米粒问道："童童老师，怎样才能把牙齿刷得干干净净呢？"

　　我接过牙刷，让刷毛跟牙龈保持45度角："这样刷就好啦！刷毛就会探到沟沟缝缝里，把牙齿上的细菌通通赶走。"

　　我情不自禁地为自己刚才的示范鼓起掌来，现场那位抱娃的妈妈也拍着巴掌热情响应。米粒却拍着我的肩膀说："喂，童童老师，你今天是不是带错教具了？"

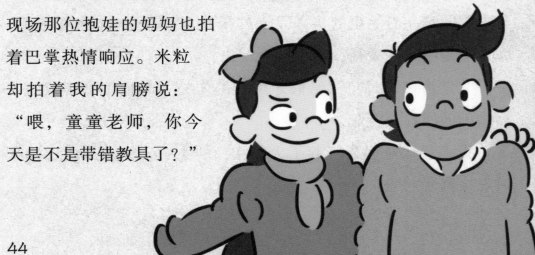

科学小贴士

刷牙课结束了，我边收拾道具边问米粒："不是你让我带假牙模型的吗？怎么说带错了呢？"米粒把小磕举到我面前："你好好看看，这明显是一副恒牙。今天是给小朋友们讲课，你应该带一副乳牙教具来才对啊！"对哦，我的小磕有28颗牙齿，而一副乳牙最多也就20颗牙齿呀。不过，今天我只有小磕，等到明年的"全国爱牙日"，我再拿小磕的乳牙小弟来给小朋友们讲怎样刷牙吧！

我们一生中有两副牙齿，乳牙一般要在6岁左右陆续脱落，然后长出恒牙。那么有人会问了："既然这样，那为什么还要清洁乳牙呢？"这很好解释："因为乳牙会引导恒牙站到对的位置，排列整齐。不然，如果乳牙提早脱落，到恒牙生长的时候，就容易歪歪倒倒的啦！"

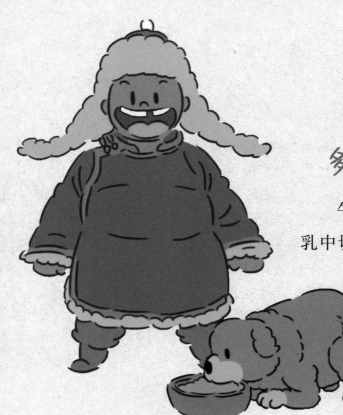

11月2日
星期五
多多的礼物

午饭时，米粒带给我一颗乳中切牙。她说，这是"小磕牙友会"里年龄最大的会员多多托她转交给我的。

慢着！我只听过书友会、车友会，牙友会是怎么回事？原来，自从在"全国爱牙日"给小朋友们上过刷牙课以后，米粒就成立了"小磕牙友会"，这颗乳中切牙就是会员多多脱落的第一颗牙。

我国民间有这样的风俗：小孩儿上排牙齿掉

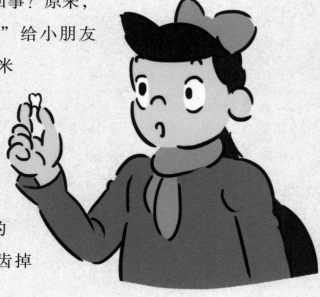

了要丢到床底，下排牙齿掉了该扔上屋顶。没想到多多却哪儿也没扔，把这颗富有纪念意义的牙齿交给了我。

米粒提醒我注意多多的国籍，其实他是一位蒙古小孩儿。在蒙古，大人们会把小孩儿脱落的乳牙放入狗食，因为蒙古人把狗视为守护神，要是牙齿被守护神吞了，小孩儿就不愁长不出坚固的新牙了。哦！我终于明白了，这位蒙古小孩儿其实是想通过我给琥珀的晚餐加点儿料。

琥珀被当成了守护神，我这个主人也感到荣幸，所以，我得替琥珀送给多多一份礼物。高兴提议用琥珀的乳牙来回赠。可惜，我遇见琥珀的时候，它已经开始换牙，9个月大就全部换成恒牙了，那些乳牙几乎全被它吞到肚子里然后排泄掉了。而且狗跟人一样，一生只有两副牙，到老了恒牙磨损太厉害才会再掉牙。所以，送这个礼物不太现实。

"送牙刷树上的小木片怎么样？暑假的时候，我们不是用它刷牙了吗？"米粒的提议让我们回忆起夏天某个早晨的奇特刷牙体验。可是，这宝贝早就被高兴跟楼道里、小街上每个他觉得脸熟的人分享了。米粒说，要不用柳枝替代牙刷树？好主意！明朝名医李时珍不也说它"削为牙枝，涤齿甚妙"吗？不过，最近几天空气不好，柳树本来就在抵抗大气污染，这时再去攀折柳枝，对它来说岂不是雪上加霜？不妥，不妥！

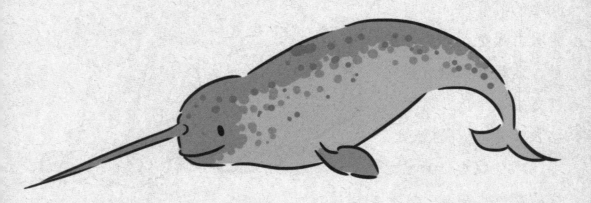

我们只好再想其他礼物。我说："雄独角鲸的角怎么样？"米粒和高兴面面相觑："这角跟牙有关系吗？"我赶紧解释："这种长在体外、比我爸身高还长的角其实是独角鲸的牙齿。中世纪的人们曾经认为它是神奇的独角兽的角，便用它作为一种珍贵的药材，也用它制成了各种工艺品。"米粒点点头，又摇摇头。怎么了？她说："你真的打算到北冰洋去邂逅独角鲸吗？再说了，人家可是世界级珍稀保护动物，能把宝贵的牙齿拱手相送吗？"哦！都怪我表述不清，我其实是想画一只雄独角鲸的角送给多多。

科学小贴士

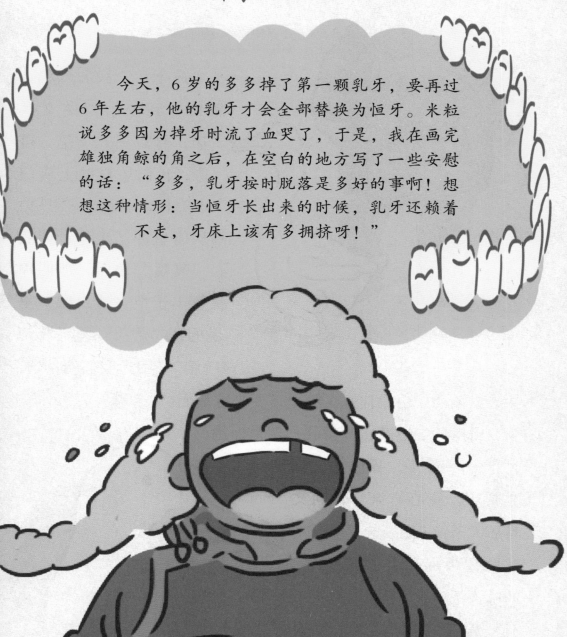

　　今天，6岁的多多掉了第一颗乳牙，要再过6年左右，他的乳牙才会全部替换为恒牙。米粒说多多因为掉牙时流了血哭了，于是，我在画完雄独角鲸的角之后，在空白的地方写了一些安慰的话："多多，乳牙按时脱落是多好的事啊！想想这种情形：当恒牙长出来的时候，乳牙还赖着不走，牙床上该有多拥挤呀！"

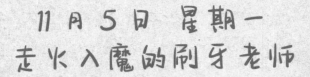

11月5日 星期一
走火入魔的刷牙老师

放学后，我和米粒、高兴来到校门口的文具店，打算买几支笔。可是，我们还没踏上店门口的阶梯，就看见一只白鹅从店里冲了出来，朝我们"嘎嘎"地叫，那叫声就像丰子恺在《白鹅》里说的，"严肃郑重，有似厉声呵斥"。呵斥我们倒不怕，让人畏惧的是白鹅伸直了脖子，要来啄我们。

白鹅的突然袭击吓得我们四散而逃。过了好一会儿，我们才又伺机回到文具店。我心有余悸，问文具店大爷："您家的鹅呢？它的牙齿那么尖，不会真的咬人吧？"大爷呵呵地笑了："鹅有牙齿吗？我活这么大岁数还是第一次听说！"高兴赶紧把我拉到一边，低声说："白鹅嘴沿上的那些小锯齿并不是牙齿，而是长得像牙齿的突起，叫作齿状喙。"

　　虽然我误解了大爷家的鹅，大爷还是很友好地卖给我们几支笔。回家路上，我回味着大爷的笑容："你们说，大爷会不会是来自肯尼亚或者坦桑尼亚的马赛人？"高兴他们没反应过来，我只好自言自语，"文具店大爷有一口好牙，唯独下门牙缺了，我怀疑他是故意拔掉的。非洲的马赛人不就有拔掉下门牙的习俗吗？"高兴和米粒面面相觑，高兴拍了拍我的脑袋说："童童，别光顾着看牙。马赛人的头发卷卷的，在炎热的非洲，

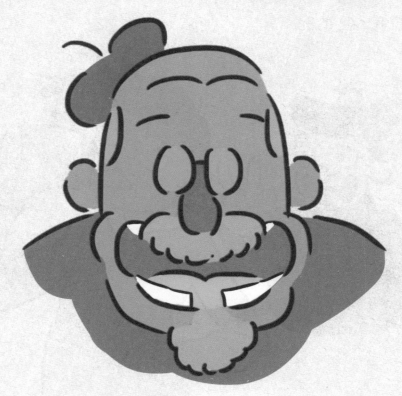

这种发型可以容纳更多的空气来阻挡太阳的热辐射——这跟我们感到冷的时候起鸡皮疙瘩，让汗毛和皮肤之间集聚空气来保温是一样的道理。可文具店大爷的头发是地道的亚洲版，又粗又直呢。不同形态的头发，发丝横截面的形状是不同的，圆形横截面的头发是直直的，扁形横截面的头发则是卷曲的。"米粒也觉得我对牙齿的关注有点儿走火入魔了。哼！是谁非要我给她邻居家的小孩儿上刷牙课，又是谁成立了牙友会，硬拉我入会的呢？

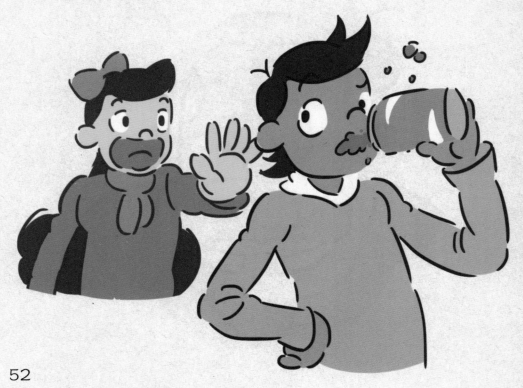

我本想跟米粒理论一番，却突然觉得口干舌燥，就从高兴手里接过一罐可乐，咕嘟咕嘟地喝了起来。米粒大叫着："啊！刷牙老师怎么还喝可乐呢？我都听到你的牙齿在抗议了。"我觉得无所谓，米粒却说要做个实验给我看，可乐会不会腐蚀牙齿。哇！有小实验呢！我满心期待！

科学小贴士

　　在米粒家，我们用两个鸡蛋来代替牙齿，担任小实验的主角。鸡蛋一号涂上含氟牙膏，鸡蛋二号什么也不涂。然后，在碗里倒满可乐，把两个鸡蛋泡进去。没多久，什么也不涂的鸡蛋开始欢快地冒着气泡，而涂了牙膏的鸡蛋只是偶尔冒一个气泡。米粒和高兴看了看外壳溶解中的鸡蛋二号，向我投来同情的目光。我却如释重负地指着鸡蛋一号说："你们难道不知道，我也爱用含氟牙膏吗？"

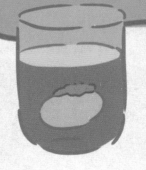
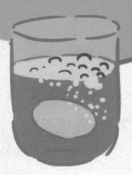

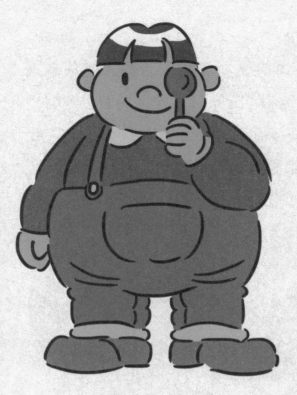

11 月 6 日
星期二
视力大挑战

　　课外活动时间，校医院组织自测视力，教室黑板上都挂上了 E 字母视力表。大家纷纷站到离黑板 5 米的线外，开始自测。自从 150 多年前荷兰眼科医师斯奈伦发明这种视力检测表，不知多少人由此见证了自己视力由强转弱的过程。当然，绝大多数的人还是对眼睛这种长得像圆圆糖果的、身体重要的感受器官珍而重之。

　　自测开始了。小胖先测右眼，我却正好相反。小胖笑话我搞错顺序，还说医院眼科测视力都先测右眼。

　　小胖不停地嚷嚷，我都快变成全

班的笑柄了。唉！就为这点儿事，我觉得好无聊。偏偏高兴和米粒都不在身边，要咸鱼翻身，只能靠我自己了。

我立马向小胖下战书，要跟他比试目测距离谁更准。同学们起哄说，教室横竖不过七八米，就算测对了，也可能是蒙的，不如到开阔的小树林一决高下。去就去，谁怕谁！

小树林里，我和小胖背靠背站好，我大喊一声："跑！"我们两人开始朝相反方向跑开，过了约 10 秒，我喊了声："停！"我们同时停下来。接下来，我们要目测出两人之间的距离。我举起右臂，与地面平行，握起右拳，竖起大拇指。那样子就像在夸小胖"你真棒"。围观的同学乐了，有的还说："想认输就直说嘛！"可是，我闭上了左眼，使右眼的视线穿过大拇指左侧与小胖的鼻子在一条直线上。接着，保持右臂和大拇指不动，闭上右眼，用左眼看大拇

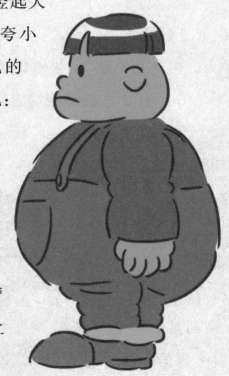
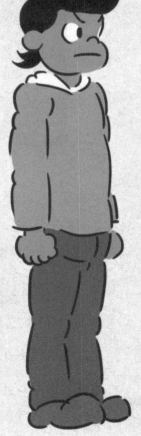

指左端。这时，左眼的视线穿过大拇指左端后偏离了小胖的鼻子，落在偏右一些的位置。然后，我估算了小胖的鼻子到这个点之间的距离，大约是 13 米，再乘以 10，我报出了两人之间的距离，大约 130 米。小胖说有 500 米。

结果差了这么多，谁对谁错，用尺子量一量就知道。正好小胖的同桌带了长卷尺，大家拉直了尺子，一截一截量了好几次，才确认我俩之间的距离是 128 米。我赢了！小胖有点儿不服气，挑剔地说："从 128 米到 130 米，还有 2 米的差距呢。"既然是这样，那我也来较个真儿。我说，用卷尺测量 130 米的距离，肯定会存在误差，再加上这个卷尺是塑料做的，拉直后尺子变长了，上面的读数却没变，也就是说，测量结果会比真实的数值小。所以，我测的

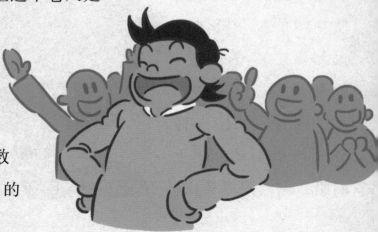

130 米其实已经很接近真实的距离了。这下，同学们都对我竖起了大拇指，连小胖也心服口服，他们都对我神奇的目测能力感到不可思议。

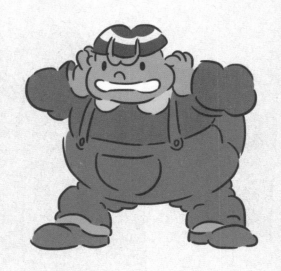

科学小贴士

晚上，我到米粒家玩，说起白天发生的事情。米粒对我单挑获胜表示赞赏。我不禁得意扬扬，说自己曾向非洲马达加斯加岛的变色龙拜师学艺。变色龙师父的绝招就是测算自己与猎物之间的距离，只要看到附近有虫子，它就能在 1/25 秒之内，用带着黏液的长舌头，将猎物一击而中。米粒却哈哈一笑，说："你那不就是大拇指测距法吗？"嘿嘿！我又被拆穿了！不过，米粒还说，我自测视力时先测左眼并不算错，因为医院眼科规定先测右眼再测左眼，只是为了避免医生在记录时搞混两眼的视力。哈哈！这个我明天一定要告诉小胖。

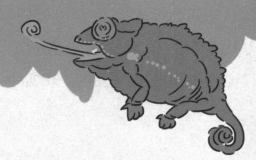

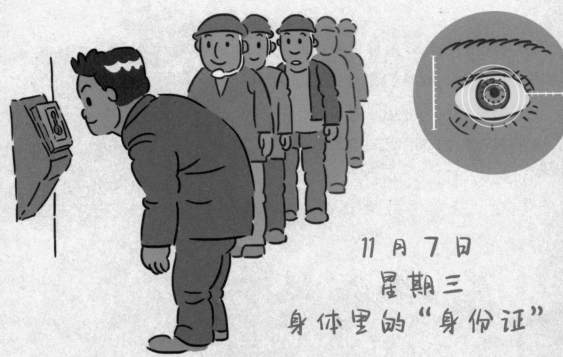

11月7日
星期三
身体里的"身份证"

早晨，在一个建筑工地门口，我和高兴看到工人们在过闸机时，挨个儿低下头，向闸机上的一台小机器行"注目礼"。难道这台机器里藏着鲁班的肖像，他们开工前在向这位土木工匠的祖师爷致敬？我想探个究竟，就凑过去瞧了瞧。原来，那台小机器是一台虹膜扫描仪，工人们向它行"注目礼"，其实是在刷考勤。

高兴听到我的侦察结果，竖起了大拇指："这主意真不错！用虹膜扫描仪签到，比签名、刷工作卡强太多了。"有这么神吗？就像名字可以代签，工作卡可以代刷，虹膜扫描难道就不能由别人代替吗？高兴却说，仿造别人的虹膜冒名顶替这种事，现在只能到科幻电影里去找，现实中还做不到。虹膜跟指纹一样，就像人体自带的身份证。这种藏身于人眼瞳孔和眼白中间的环状组织，在我们两岁以前就定型了，每个人的虹膜纹理都不一样，而且会伴随终身。

我们边聊边往学校走。突然，一个扎着马尾辫的小姑娘跳过来，拦住了我们的去路："喂！你俩聊什么这么入神，竟然对我视而不见！"看着她气呼呼的小脸，我眉毛一挑，不客气地问："你谁呀？"对面的小姑娘一脸惊讶，高兴也困惑地看了我一眼："你怎么不认识米粒啦？还是——你们背着我闹别扭了？"我嘿嘿一笑："你真是米粒？拿什么来证明？"哈！这下，高兴和米粒都明白过来，他们立马开始找米粒是米粒的证据。

我们没有携带虹膜扫描仪，而且米粒的虹膜图像也没有事先存储下来，所以，用虹膜扫描验明正身是指望不上了。高兴提议，用指纹来鉴定米粒的身份。的确，每个人的指纹也是独一无二的。科学家们

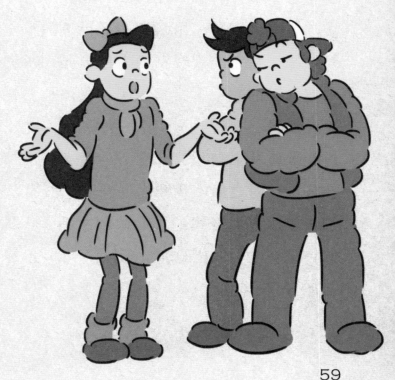

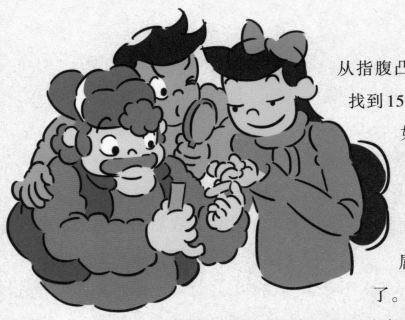

从指腹凸起的脊线中，找到150多种特征点，如果这么多的特征点完全吻合，两个被比对的指纹当然属于同一个人了。其实，实际操作更简单，连美国FBI也规定只需比对12个特征点就足够了。但问题是，我好像没有预留米粒的指纹啊！没有了参照物，怎么比对呢？哦！对了！今年暑假我们为小饭做"星光大道"，用石膏拓下小饭的爪印时，不是借来爸爸的马蹄镜，在它的观察镜面上用数码相机的微焦功能拍过"科学小超人"的左手食指指纹吗，我还把相片洗出来做成书签，人手一份呢。

米粒从书包里掏出了保存完好的指纹书签，在仔细比对之后，我和高兴确信，书签上中间的指纹跟我们身边的小姑娘的左手食指指纹一模一样。米粒的确是米粒！

科学小贴士

除了虹膜扫描和指纹识别，其实还有别的方法可以鉴定米粒的身份，比如DNA。我们从父母那里继承了这种长得像长长的扭曲的梯子一样的遗传物质，虽然每两个人DNA的相似度高达99.9%甚至99.95%，但正是那微小的差异让我们彼此不同。

午饭时，米粒突然想起英国生物学家达尔文的表弟高尔顿的名言："在640亿人中能找到一对特征完全相同的指纹。"也就是说，每640亿个人中就有可能有一个人的某根手指指纹跟米粒的一模一样。看来，米粒想找的这个人未必不存在，只不过，她可能要到很久很久以前去寻找啦。

吃完饭，米粒说教室的碎纸机还饿着，不如把指纹书签给它做午餐吧。我们虽有些不舍，却还是同意了米粒的提议。要是这个书签被别人拿去做坏事，那可就糟糕啦！

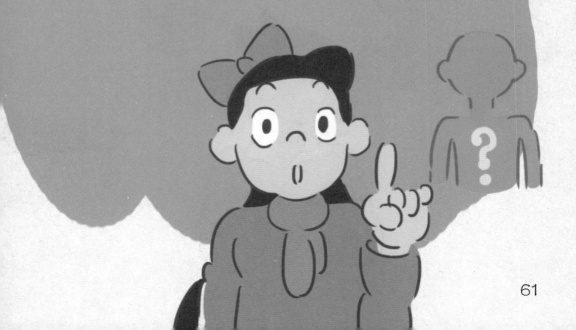

11月8日 星期四
关于眼睛的即兴表演

今天课外活动，班主任让我们分小组演讲，演讲的主题是眼睛。我早就想好了，把人的眼睛和各种动物的眼睛来一场大PK。整理材料时我却发现了一个问题。我的视力是2.0，在班里算是最好的了，可要是跟一只视力大约是25的鸵鸟相比，我简直就像一个睁眼瞎——鸵鸟抬头挺胸时可是连100米之外的一只小瓢虫都能清晰地纳入视野中。和色盲叶鼻蝠比试视力，我也占不了上风，叶鼻蝠能瞅见波长310纳米左右的紫外线，我

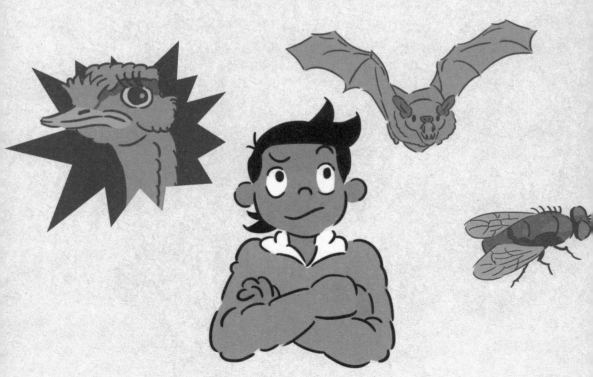

却只能被紫外线
照射而浑然不
知。苍蝇就
更厉害了，
它随便睁开一
只复眼，那里
包含的小眼数量就是我眼睛的
几千倍。而且，它常常嗖的一
下从我的苍蝇拍下闪过，因为我

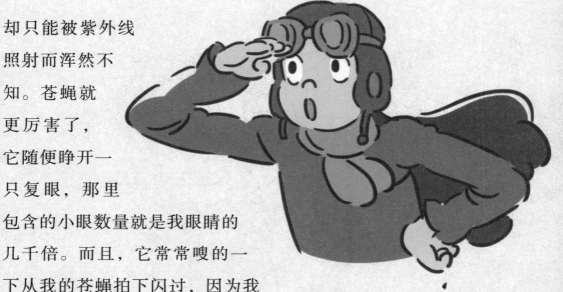

挥拍再快，在它眼里都只是慢动作，毕竟苍蝇感知闪光的速度
比我们快了 4 倍。所以，为了维护本物种的尊严，我决定放弃
PK 的想法，"科学小超人"小组改为用即兴表演的方式来讲述
关于眼睛的故事。

　　米粒现在的身份是飞行员。只见米粒从教室后面向着讲台款款
行进，边走边四处张望。我呢，就在旁边运用男女双声自问自答：
"（男）米飞行员，你是在找人吗？（女）不，我在看风景。
（男）你看到了什么？（女）5000 米之外的一座高塔。"同学
们一片哄笑，笑得最响的竟然是高兴。高兴在笑我的阴阳怪调，
其他同学就难说了，也许他们不相信一个人能在开阔的平地上
看到 5000 米之外的庞然大物——这可是我亲自验证过的呢。

　　米粒踏上讲台，手搭凉棚，眺望远方，全然没把台下的哄

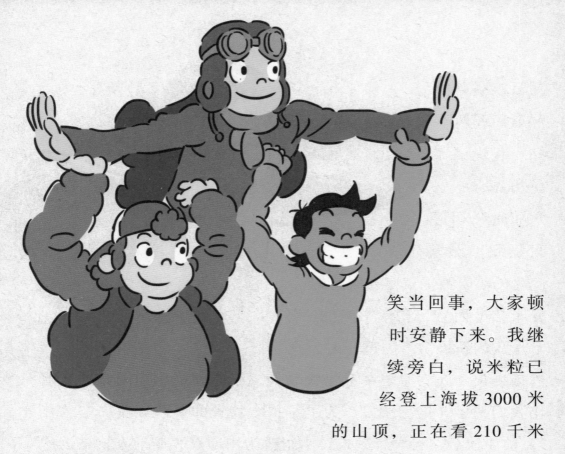

笑当回事，大家顿时安静下来。我继续旁白，说米粒已经登上海拔 3000 米的山顶，正在看 210 千米以外的风景。

接着，我的重要角色是跟高兴一起扮演平流层空气。我们的任务是托举米飞行员和那架看不见的飞机。当然，我同时还得担任配音："（男）米飞行员，在 12000 米的高空，你看到了什么？（女）我看到了 400 千米之外的——好大一朵白云。"

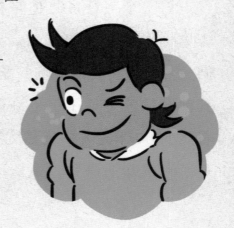

不好！我们的米飞行员开始频繁地眨眼，从正常的每分钟 20 次左

右变成了 30 多次。我又化身报警器："米飞行员，请不要疲劳驾驶，如果机上没有副驾驶，请考虑就近着陆。"米粒只好"降落"在非洲安哥拉机场，接机的是当地的基姆本杜人——我不得不佩服自己高超的演技，刚才还演着空气，这会儿又要扮演基姆本杜人！我向米粒眨了眨左眼表示欢迎，米粒则眨了眨右眼以示感谢，就这样，我们在基姆本杜人的待客礼仪中结束了这次的表演。

科学小贴士

不知道是不是托举米粒耗费了太多力气，放学回家后，还没吃饭我就小睡了一会儿。迷迷糊糊之中，我听到妈妈在耳边说："要是你能像鱼一样睁着眼睛睡觉，或许就能看到现在已经是晚上 9 点了。"我还想赖会儿床，就嘟哝着："鱼睁眼睡觉是因为它没有眼皮好吗？我闭眼睡觉是为了把光线关在外面，这样才能更好地休息啊。"不过，您说什么？9 点？天哪！我作业还没写呢！

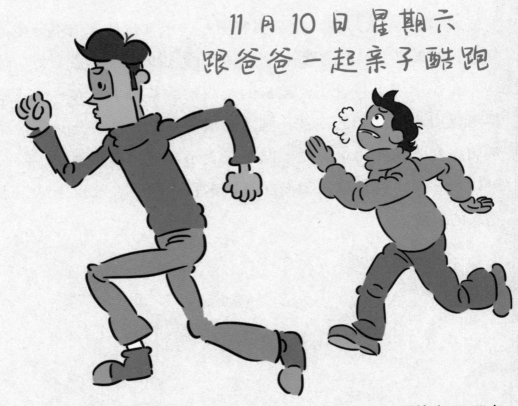

11月10日 星期六
跟爸爸一起亲子酷跑

　　今天早上特别冷，爸爸偏偏拉我去晨练，还美其名曰"冬季亲子酷跑"。酷倒没觉得，我只想把头缩进脖子里，好像有那么一点儿尿。出门的那一刻，我好想变成一只南美洲栗鼠，这种世界上毛发最浓密的小动物，每个毛孔能长出至少40根绒毛，那些绒毛和里面积蓄的空气，就像温暖的被窝一样，能帮它驱走寒冷。

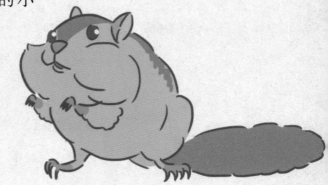

热身之后，爸爸在前面慢跑，我闭着眼跟在后面。爸爸笑着说："你以为跑道像梦一样，闭上眼也能看见吗？"我摇摇头：

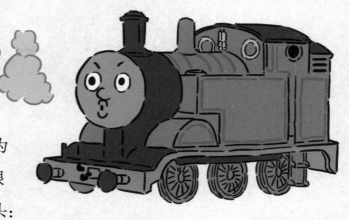

"这么冷的天，我是怕把眼睛冻坏了。虽然我的眼皮是全身最薄的皮肤，但用它来给眼睛挡挡寒气，总好过没有。"爸爸又笑了："眼睛怕冷？这我倒是头一回听说！"什么？难道"眼睛怕冷"就跟"鹅有牙齿"一样，是另一个可笑的常识性错误？

我睁开眼，爸爸呼出一团团白气，衬着他深色的皮肤，那样子就像奔跑的"托马斯"火车。"托马斯"边跑边说："眼睛的构造比较奇妙，上面虽然有触觉和痛觉神经，却没有感觉冷热的神经。而且眼睛里的血管也很少，散热也就很少，还有一层眼皮保护、隔热，加上我们的眼睛老爱东看西看，不停地运动，眼皮也老是开开合合，眼睛就更不怕冷了。"

爸爸的话让我勇敢地睁开眼睛，可是，我却觉得身上更冷了。爸爸只好拿一个住在北极的名叫油灯·雪橇·海雀的 10 岁因纽特小男孩儿来教育我。他说，这个小男孩儿就算在零下四五十摄氏度、连温度计里的水银都会凝固的天气里，也能在室外走

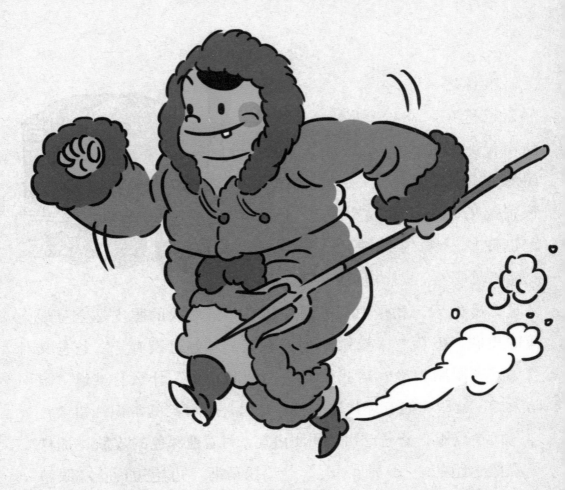

上半个钟头。如果我能像小男孩儿那般耐住严寒，现在 3 摄氏度的室外温度，就应该感觉像处在热赤道一样。

不是吧？！热赤道可是将地球上每一条子午线月平均温度最高的那些点连接而成的一条同样环绕地球的线，比真正的赤道还热呢！爸爸真是太难为我了！

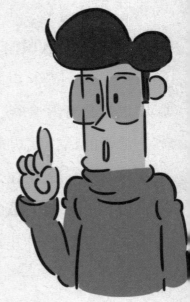

科学小贴士

　　一个小时的晨练结束了，微微出汗的我不再羡慕南美洲栗鼠，不过，我还是对那位油灯·雪橇·海雀的抗寒秘诀充满好奇。上午，我们"科学小超人"聚会的时候，高兴说，他爸爸到野外考察时，曾经在因纽特人家里住过几个月。听说因纽特人一般都会取好几个名字，如果小孩子在取名后生了病，大人们会为他取一个又一个新的名字，直到他病好为止。那位油灯·雪橇·海雀之所以不怕冷，除了因纽特人体质和饮食习惯的原因，跟他们的日常穿着也有关系。比如，很冷的时候，他们会一双套一双地穿鞋，他们的皮袄常常带着帽子，而身体的热气总是向上升的，有了帽子，热气想跑也跑不了。哈哈！下次晨练，我也要戴上帽子！

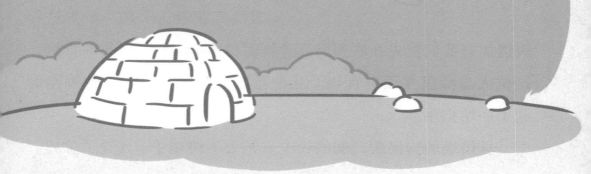

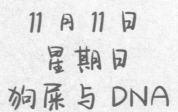

11月11日
星期日
狗屎与DNA

"风定小轩无落叶，青虫相对吐秋丝。"宋代诗人秦观在《秋日》中描绘的，正是今天这样的好天气。淡淡的蓝天，淡淡的阳光，连心中的喜悦也是淡淡的，我和高兴、米粒带着我们的好伙伴琥珀，一起去踏秋。

"哎呀！"身后忽然传来一声大叫。我扭头一看，一位大叔正眯着两眼，皱着鼻子，咧着大嘴，他脸上的每一道皱纹都在表达厌恶。虽然这种表情源自我们祖先在吃到腐烂食物时的本能反应，但我敢肯定，这位大叔嘴里并没有食物。从他抬起的左脚板来看，他刚刚踩到了一坨狗屎。

臭烘烘的狗屎跟爽朗的秋天真是太不协调了。我耸了耸肩，表示同情。可是，大叔用右脚蹦跳着拦住了我们的去路。在我们四双疑惑的大眼睛的注视下，大叔手舞足蹈地说："你们出门遛狗，难道都不随身携带便便袋、粪铲、大便钳这些专业捡屎工具吗？至少，可以拿报纸折一个小簸箕啊。"

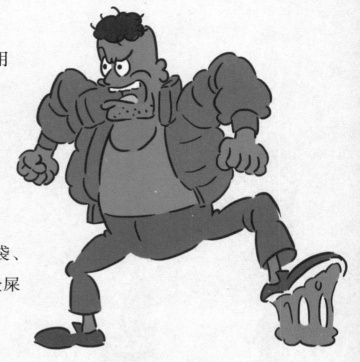

我张了张嘴，刚想说其实这些专业的和简易的工具我们都有，可还没等我说出声，大叔又哇啦哇啦讲开了："你们难道不知道，巴黎每年都有几百位老人因为踩狗屎滑倒而受伤住院？巴黎市长竞选时也要发表扫除狗屎的演说吗？"

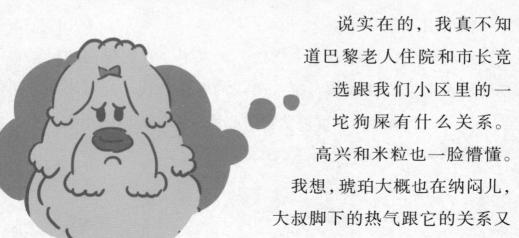

说实在的，我真不知道巴黎老人住院和市长竞选跟我们小区里的一坨狗屎有什么关系。高兴和米粒也一脸懵懂。我想，琥珀大概也在纳闷儿，大叔脚下的热气跟它的关系又

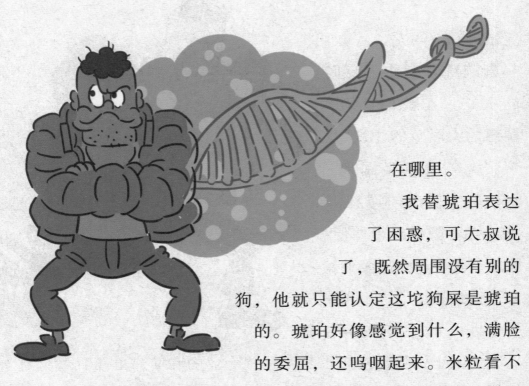

在哪里。

我替琥珀表达了困惑，可大叔说了，既然周围没有别的狗，他就只能认定这坨狗屎是琥珀的。琥珀好像感觉到什么，满脸的委屈，还呜咽起来。米粒看不下去了，她要为琥珀讨回公道。米粒搂着琥珀，一脸严肃地说："大叔要是非说这坨粪便是琥珀的，就带上琥珀和那坨粪便到宠物医院测测 DNA 吧。要是结果证明琥珀跟那坨粪便没关系，检测的费用可都得您出了。"

大叔终于知难而退了。然而，风来了，我们眼前的风景也变得凌乱起来，淡淡的喜悦被淡淡的不快替代。这可不是"科学小超人"的风格，要重拾踏秋的心情，不如先回家小憩一番，顺便做个提取 DNA 的小实验吧。

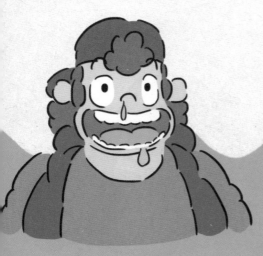

科学小贴士

　　琥珀大概还在闹别扭，老把头背着我们，我们没法儿提取它的口水，只好把被测试者换成了高兴。我跟米粒都很怀疑，爱吃的高兴每天吞口水的次数远远超过580次这个正常频率。所以，让他贡献一点儿口水来做小实验是不过分的。我让高兴用一杯盐水漱口，把盐水吐干净以后，再把口水吐到一个玻璃杯里——这个杯子里事先已装好一小勺洗涤剂和三小勺自来水。然后，我用干净的勺子慢慢搅上几分钟。米粒从冰箱里拿出冰镇过的白酒，用干净的小量杯量出1.25毫升，再很慢很慢地把它倒进玻璃杯，使它浮在最上面。几分钟过后，杯子里就出现了一些纤薄的丝状物。这就是高兴的DNA了。我和米粒却忍不住眯着眼睛，皱着鼻子，咧着嘴巴……啧啧！这东西，怎么看都有点儿像鼻涕呢！

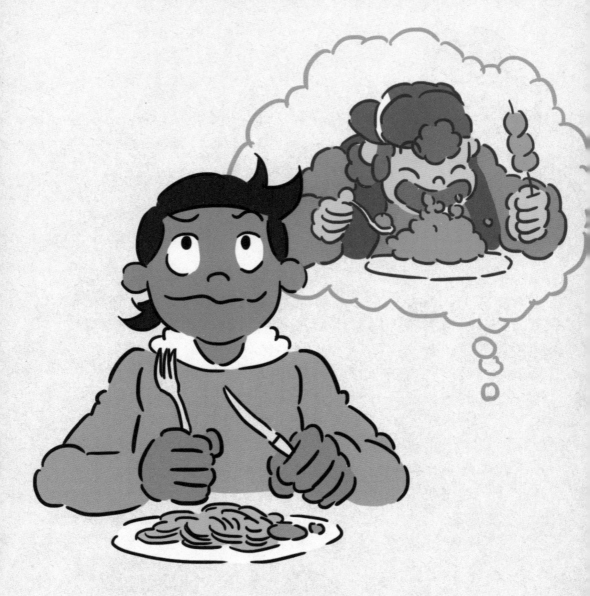

11 月 13 日　星期二
盲祝 B 计划

　　这两天，我一看见高兴吃饭，就想到他的口水，接着，那条被米粒用吸管挑起的丝状物就在我脑海里晃来晃去，导致我

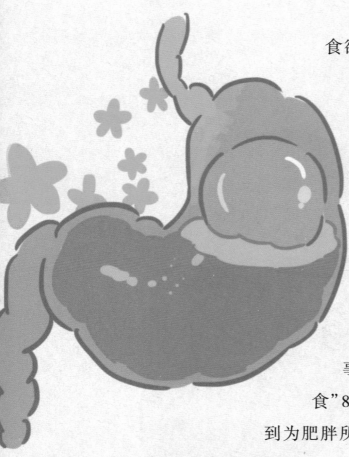

食欲不振。所以，自从高兴顶替琥珀当了提取DNA实验的志愿者之后，我一直避免跟他同桌吃饭。

可是，偏偏高兴觉得跟我同桌吃饭特别香。

他最喜欢边吃饭边跟我聊那些奇闻逸事，从住在深海里、"绝食"8600万年的细菌菌群，到为肥胖所烦恼的人们在胃里放置苹果大小的气球来造成饱腹感……可是，从这些谈资里面，我拿不准高兴是要学细菌，还是更想把气球放进自己的胃里。更要命的是，我没法儿不想高兴的那条DNA。

所以，今天中午，当我跟高兴、米粒同桌吃饭的时候，我考虑过假装斜视——当高兴跟我说话时，我面对着高兴，但眼睛看的却是米粒。不过，这也太不尊重高兴的智商了，我的眼睛有没有斜视，他比我更清楚，因为我只有照镜子的时候，才能看见自己的眼睛。还好，我有B计划——这个计划有赖于人

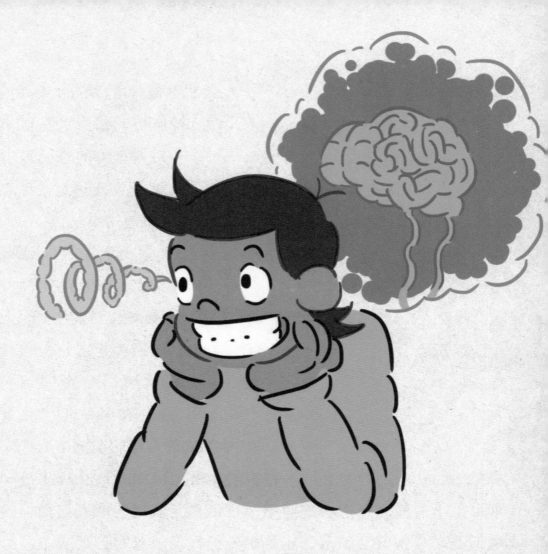

类的视网膜与大脑之间偶尔存在的不和谐关系。事情是这样的！
只要我一睁眼，我的视网膜就开始工作了，它就像爸爸相机里
的感光底片，替我包揽了所有感光成像的活儿。一般来说，视
网膜会把它捕捉到的可视信息传递给大脑，这样我才可以看见
东西。可是，大脑有时候表现得非常傲慢，它会暂时忽视视网

膜送来的信息，这样，我就陷入了视而不见的发呆状态。据说，每个人一天有一个半小时左右会出现这种状态。

嘿！一个半小时呢！用在跟高兴一起午餐的时段绰绰有余啦。

科学小贴士

启动"视而不见的发呆状态"以后，我就可以安心地听高兴讲奇闻逸事了。原来，那种在深海安家的小不点儿之所以能成为细菌里的老寿星，或许可以归功于它极慢的新陈代谢。它不仅不吃东西，连耗氧量也微乎其微。这让我想起了住在美国佐治亚州海岛上的鼯鼠，它们也是因为较慢的新陈代谢，获得了比岛外的同类更长的寿命。

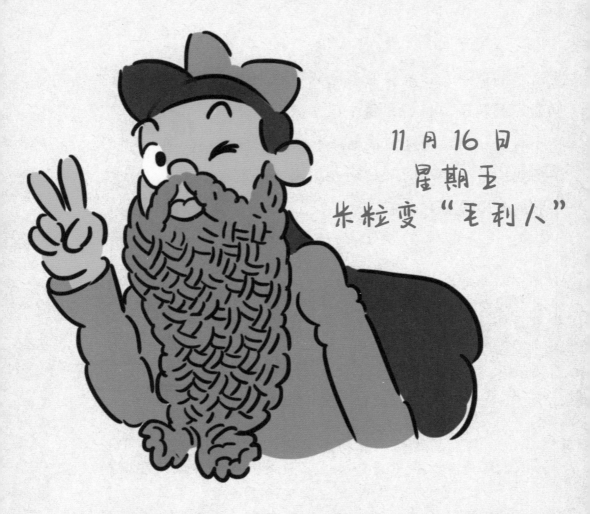

11月16日
星期五
米粒变"毛利人"

　　我们班主任说了，只要不违反校规，今天下午的班会就随便我们折腾！嘿嘿！我猜，班主任大概是想提前一天为我们庆祝国际学生日吧！既然这样，为什么不把正儿八经的班会变成欢乐多多的化装舞会呢？

　　于是，米粒脸上"长"出了一把大胡子，而且是那种从两鬓蔓延到下巴的络腮胡。据我观察，这胡子的款式应该是借鉴了2009年世界胡子大赛冠军大卫·特拉维尔的夺冠造型"编织胡子"，看上去就像一个纵横交错的网。

　　不过，长胡子不是男生的"专利"吗？就连我这种货真价实的男子汉，也得到了青春期，在雄性激素的撺掇下才能长出胡子呢。难道米粒更倾向于成为男生？不会吧！

　　米粒要是真变成男生，我可就少了一个"闺密"，但添了一个"哥们儿"，也算扯平了！

不过，我敢说这胡子不是从米粒的毛囊里钻出来的。中午我妈给米粒捎来一个神秘包裹，现在想来，里面肯定是从道具师那里借来的胡子和化装专用酒精胶水。

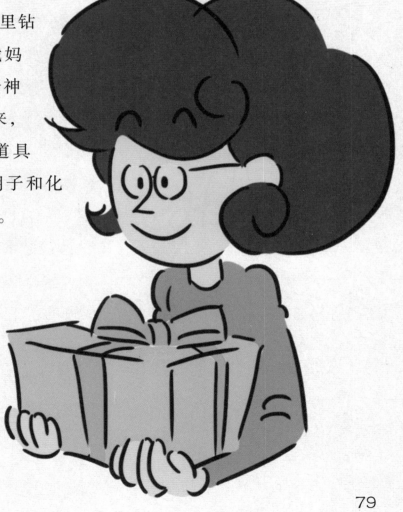

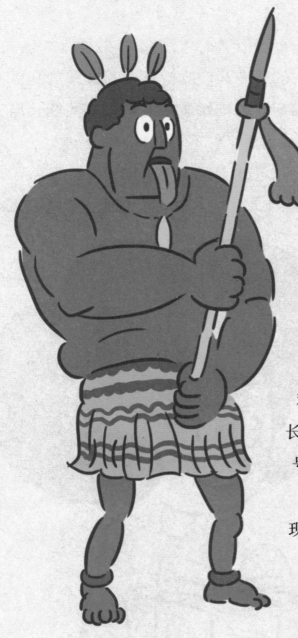

不知道谁给米粒起了个"毛利人"的绰号——那可不是说她像真正的毛利人，因为她既不在接待贵宾时行碰鼻礼，也不会在重要活动之前去河里祷告并和同伴互相泼水；她既没有文身，也不会跳那种舞动长矛、吐舌头的舞蹈。这个"毛利人"是说米粒脸上的毛发长得太利索了。对于这个绰号，米粒也欣然接受。

放学的时候，米粒才发现，包裹里少装了酒精棉球，她的"毛利人"的胡子卸不掉了。我跟高兴又是同情又是好奇，一会儿米粒该以何面目回家呢？

科学小贴士

不得不说，米粒的内心太强大了。她不但不挑人少的小道，反而堂堂正正走在大马路上。每当小汽车从旁边绝尘而去之后，她就会撩起大胡子，捂住自己的鼻子。原来，胡子还可以当口罩使，它在吸附汽车尾气里的重金属铅方面，还真是一把好手。

"毛利人"一路上都在怂恿我跟高兴以后参加世界胡子大赛。

其实，我早就在考虑这事了，让我左右为难的是，我到底该以"达利"式的小胡子还是"加里波第"式的络腮胡来参赛呢？在17个以历史名人胡子的风格来划分的比赛类别中，这两种是我最喜欢的啦。

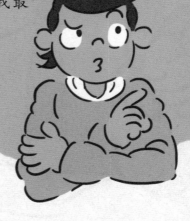

11月20日 星期二
穿裙子的童晓童

美术课上，我正埋头做"画味觉"的课堂练习，就听高兴低声说："坏了！"几秒钟以前，高兴将一个小纸团扔向米粒的课桌，它刚跨过空中抛物线的顶点，就被美术老师以"二指禅"神技精准截获了。高兴一阵惊慌，不知道会受到什么惩罚。没料到，美术老师看过纸团之后，非但没惩罚高兴，还帮忙把纸团传给了米粒。这么反常！难道——纸团里有什么玄机？

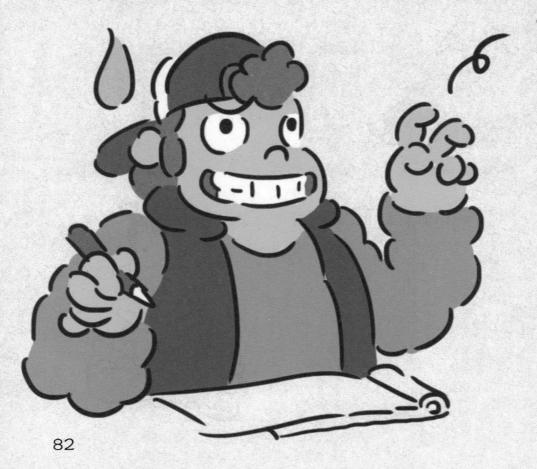

不到半分钟，米粒朝我们举起她的图画本，上面画了一辆自行车。在我的记忆里，米粒并没有像法国男人洛蒂托那样尝过自行车的味道啊，她怎么会用它来描绘味觉呢？我正在纳闷儿，米粒展开了皱巴巴的纸团，上面写着："在30秒之内画一辆自行车吧。"难怪美术老师把纸团传给米粒呢，原来，他把画自行车当成我们的课堂练习题啦。

课后，高兴让我也画一个。30秒？不，我只要3秒！嚓嚓嚓，我把画好的自行车往高兴面前一推。高兴比对了我和米粒的画，煞有介事地说："童童，你是不是跟米粒换过脑子？"啊？高兴不是《聊斋志异》看多了吧，怎么把书里陆判官为朱尔旦的妻子换头的事挪到我们身上了？米粒也要高兴解释解释。

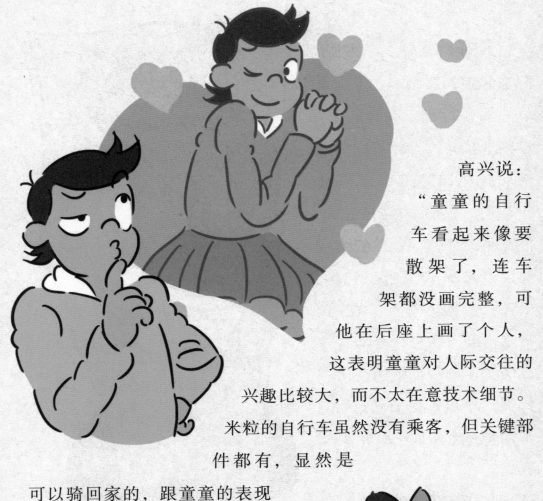

高兴说：

"童童的自行车看起来像要散架了，连车架都没画完整，可他在后座上画了个人，这表明童童对人际交往的兴趣比较大，而不太在意技术细节。米粒的自行车虽然没有乘客，但关键部件都有，显然是可以骑回家的，跟童童的表现刚好相反。所以说，童童的大脑性别更偏于女性，而米粒的大脑性别更偏于男性。"啊！我还从来没想过，自己脑子里还住着一个穿裙子的童晓童呢。至于米粒，我和高兴都觉得，前些天那位"毛利人"的打扮或许可以从这儿找找原因。

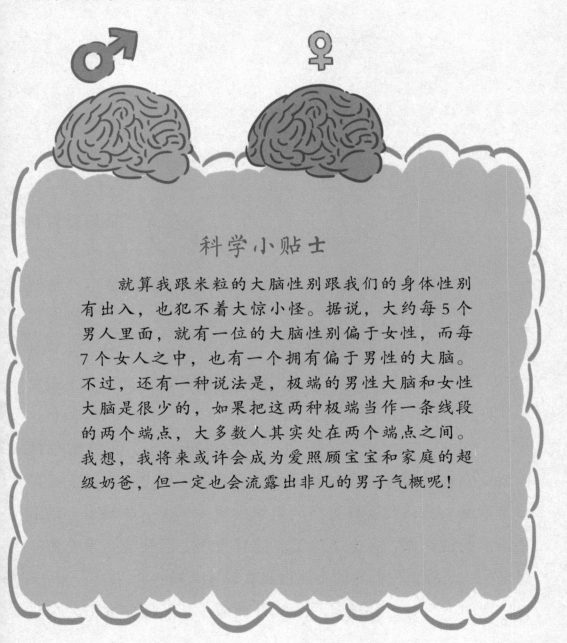

科学小贴士

就算我跟米粒的大脑性别跟我们的身体性别有出入，也犯不着大惊小怪。据说，大约每5个男人里面，就有一位的大脑性别偏于女性，而每7个女人之中，也有一个拥有偏于男性的大脑。不过，还有一种说法是，极端的男性大脑和女性大脑是很少的，如果把这两种极端当作一条线段的两个端点，大多数人其实处在两个端点之间。我想，我将来或许会成为爱照顾宝宝和家庭的超级奶爸，但一定也会流露出非凡的男子气概呢！

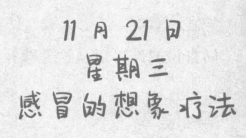

11月21日
星期三
感冒的想象疗法

今天上午，我总是被老师们点名回答问题，我答完题之后，老师们说得最多的一句话就是："童晓童，你到底在说什么？"其实，为了避免今天课堂上这种情况发生，我昨晚临睡前就一直在做准备：我对着镜子练习唇语，尽力让自己发音的口型准确一些；我还拜对门的姐姐为师，学了一些基本会话的手语。我这么做，完全是为了在感冒失声之后还能正常交流。可是——老师，你们真的不明白我在说什么吗？

课间十分钟，我独自一人到外面散步，顺便向太阳公公借点儿紫外线杀杀身上的病菌。这时，米粒从身后递过来满满一杯水，她说这是一种名叫"WKS"的神水，像我这样的轻度感冒患者应该人手一杯。米粒还说，当我感冒的时候，我体内的免疫系统就陷入了一场激烈的大会战，它不仅要在我的身体"城堡"里修筑防御工事，把周围环境中妄图侵入"城堡"的病菌挡在门外，还要识别和歼灭那些已经偷偷溜进"城堡"的病菌，并用流鼻涕、打喷嚏、咳嗽、排便、流汗等方法把它们驱逐出"城堡"，而这个过程会消耗很多水分，所以，我要是想支援免疫兵团，就应该把"WKS"一口喝掉。

我接过杯子，咕嘟咕嘟地喝起来，却听到高兴的笑声："哈哈！'WKS'？我还是第一次听人这么叫温开水呢。"啊？！米粒说的神水，就是再普通不过的温开水啊！我也被逗乐

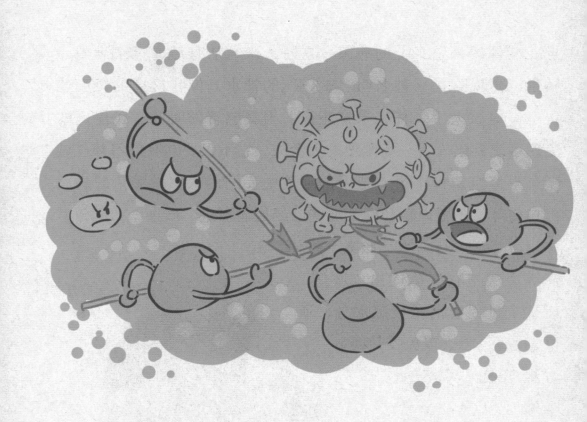

了。不过，感冒要多喝温开水，妈妈不也是这么叮嘱我的吗？

　　米粒却说，她刚才的话可不光是为了哄我喝温开水，要是我能把免疫系统和病菌之间的战斗想象得更具体，比如，把病菌想象成面目狰狞却不堪一击的草包，把白细胞想象成武器装备精良、训练有素的战士，再把战斗过程想象得鼓舞人心，我很可能就会好得更快。虽然美国医生卡尔·西蒙顿发明的这种想象疗法最初是用来治疗癌症的，但推究其中的原理，对别的病症也一样适用。

好！我试试！可是，一开始并不容易。我总是想着，有些病菌 15 分钟就能分裂一次，并在 24 小时内完成进化，变身成新的菌株。可我呢，年初就想造出一个童晓童"副本"，可现在都年尾了，"副本"连影儿都没有。想着想着，我好像听到病菌在对我的免疫兵团说"缴枪不杀"……

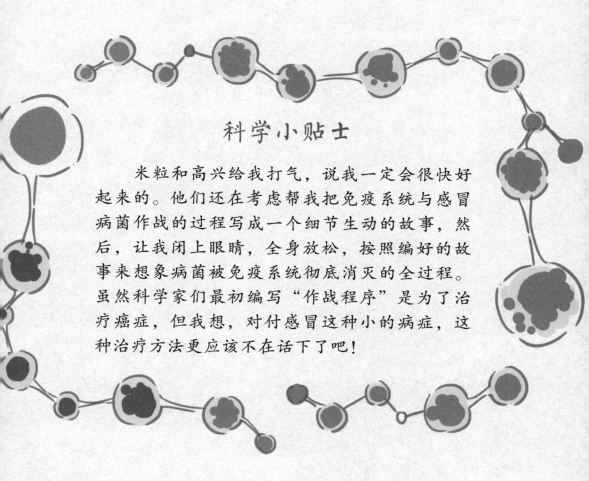

科学小贴士

　　米粒和高兴给我打气，说我一定会很快好起来的。他们还在考虑帮我把免疫系统与感冒病菌作战的过程写成一个细节生动的故事，然后，让我闭上眼睛，全身放松，按照编好的故事来想象病菌被免疫系统彻底消灭的全过程。虽然科学家们最初编写"作战程序"是为了治疗癌症，但我想，对付感冒这种小的病症，这种治疗方法更应该不在话下了吧！

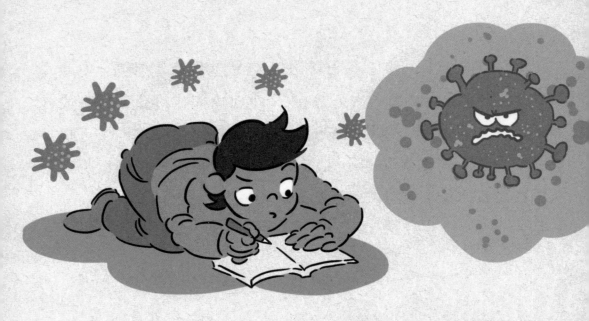

11月22日 星期四 梦中的战争

早上起来,我还记得醒前做的最后一个梦。

我正趴在草地上做数学题,一群个头儿比单细胞的细菌还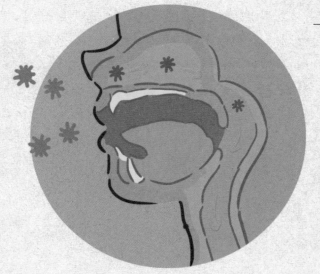小的"钉子球"驾着一阵风,钻进了我的鼻孔。我的鼻毛就像灌木丛,一些"钉子球"到了这里寸步难行,但另一些"钉子球"却顺利地来到我的上呼吸道。它们利用静电引力,跟这里的上皮细胞"原住民"碰在一起。不好!大脑总管向我的肢体发出指令："打喷嚏！"那些被气流冲出体外的"钉子球"哀号着："哎哟喂，现在我可不想玩冲浪啊。""瞧这速度，至少每秒50米！"可没想到，一些狡猾的家伙却赖在上皮细胞表面不走了。大脑总管看了看时钟，不由倒吸一口凉气——这些长得像钉子球的流感病毒从乘虚而入到安营扎寨，总共还不到一个小时呢！

"钉子球"可不是来跟上皮细胞"原住民"建立友好邻里关系的，它们偷偷地把自己的细胞膜同上皮细胞"原住民"的细胞膜融合在一起。大脑总管忧心忡忡，它明白，"钉子球"这么做可没安好心。果然，没多久"钉子球"就向"原住民"要求借宿，人家还没同意呢，这些坏家伙就住了进来，大模大样地进行自我复制。更可恶的是，那些复制品生长成熟离开的时候，还顺道把主人家一部分的膜给扒走了。

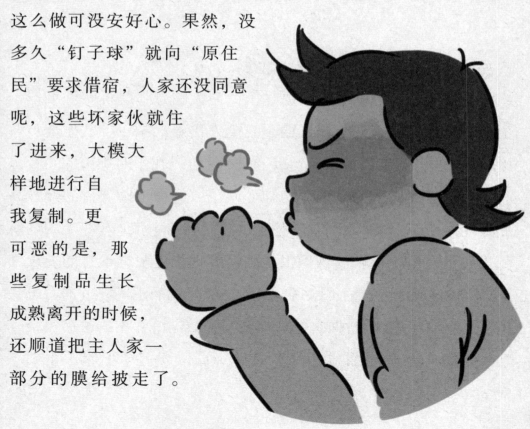

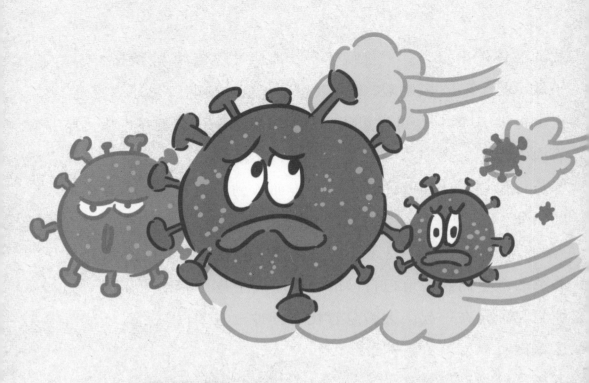

接着，它们又瞄准了另一些"原住民"……

    遭到洗劫的上皮细胞"原住民"向大脑总管哭诉整件事情，于是，大脑中专管调节体温的下丘脑发出新的指令："发烧！"接着，我的身体工厂更快地运转起来，产生了比平时更多的热量，而"钉子球"周围的血液流动却变慢了，这样可以保持已经升高的温度。"钉子球"渐渐顶不住了，它们有的主张乘坐下一班"喷嚏式飞机"逃跑，有的仍然很顽固，不肯放弃来之不易的上皮细胞"殖民地"。可它们不知道，大脑总管早就洞悉了它们的心思，拟订了新的作战计划，而这个计划就写在数学练习本的最后一页。

    我满心好奇地翻开练习本最后一页，天上却下起了小雨。

我醒了过来，原来，是妈妈用湿毛巾敷在我的额头上，为我物理降温呢。因为妈妈担心过高的体温会对我的身体造成伤害。

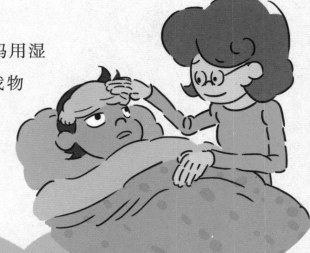

科学小贴士

妈妈说，不管大脑总管的作战计划里有什么，物理降温肯定能帮上忙。她还让我多喝温开水，洗个温水澡，这些也都是物理降温的妙招儿。

米粒和高兴来叫我一起上学的时候，我要他们帮我请个假。毕竟，流行性感冒可是会传染的。唉！我昨天还以为自己得的是普通的细菌性感冒呢。虽然流感病毒自我复制的周期大约为 8 小时，比细菌分裂繁殖的时间要长得多，可是跟遥遥无期的童晓童"副本"相比，还是短暂得多了。

米粒还送了我一句诗："已被新寒欺病骨，柳阴偏隔日光疏。"她说，宋代诗人杨万里吟这句诗的时候，是下元节。下元节？农历十月十五，正好是今天，在古代中国的老百姓眼里，这可是祈福禳灾的好日子。嗯，但愿我的感冒快点儿好起来！

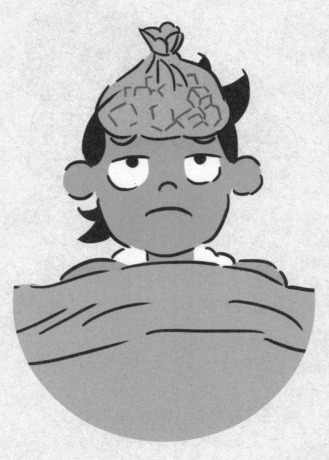

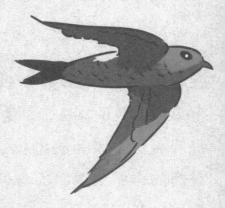

11月23日
星期五
雨燕的忧虑

一觉醒来，我神清气爽，感觉好多了。妈妈端来一碗白粥，笑着说："雨燕，开饭啦，温热的呢！"哈！我什么时候变成雨燕了？可一回想，我倒有些不好意思了。

昨天夜里，我发着烧，好像身体都不是自己的了。我很害怕，老是问妈妈："我会不会变成雨燕啊？"我记得高兴说过，雨燕这种鸟几乎总是在空中飞翔盘旋，很少到地面和树梢歇脚，它的体温是所有动物中最高的，大约有44摄氏度呢。其实，我是担心，万一发烧烧坏了脑子，变成童笨笨，高兴和米粒就不爱和我玩了。

妈妈把湿毛巾搭在我的额头上，安慰我说："儿子，你太小看脑细胞了，体温要到 41 摄氏度以上，脑细胞蛋白质才可能变质。你离 41 摄氏度还远呢。"

我吵着要量体温。妈妈却说："这刚量了还不到 5 分钟啊！"可妈妈还是拿来红外线体温计，对着我的额头"嘀"了一声，把读数给我看。才 38 摄氏度！确定没量错吗？

我记得药房卖体温计的哥哥说过："这种体温计是通过收集被测物发射的红外线来测量温度的。"这会儿细细一想，有点儿不太对劲——所有温度高于绝对零度的物体都会发射红外线，绝对零度可是零下 273.15 摄氏度！也就是说，就连冰箱冷

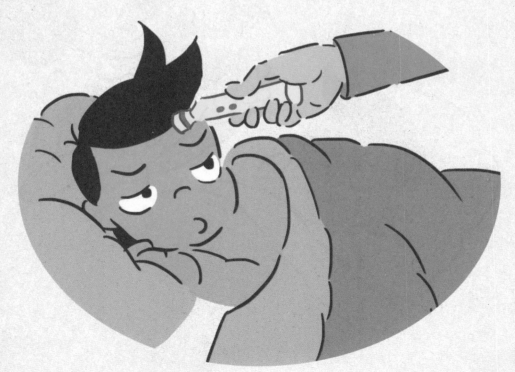

95

冻室也会发射红外线！妈妈在我的额头上"嘀"的时候，冰箱真的没有来凑热闹吗？

妈妈皱起了眉头："童童，你还是不是男子汉？不就发个烧，至于吗？"我有些着急："妈妈，我可没胡思乱想，我说的难道没有道理吗？"妈妈想了想，笑了起来："我们用的体温计是个'近视眼'，只能'看清'大约 0.1 米之内东西的温度，冰箱待在厨房，离这里有 5 米远呢。"我终于放下心，睡意像潮水一样袭来。

吃完粥，妈妈又给我量了体温。嘻！以

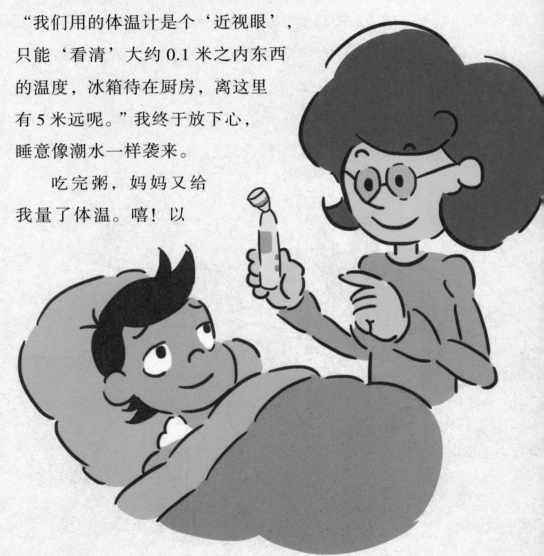

前怎么没觉得 36.5 这个数字这么顺眼呢！看来，下丘脑已经发出指令，让那些多生产出的热量在完成消灭病毒的使命之后，功成身退了。我打算给大脑总管写一封感谢信。哈哈！就写在数学练习本的倒数第二页吧！

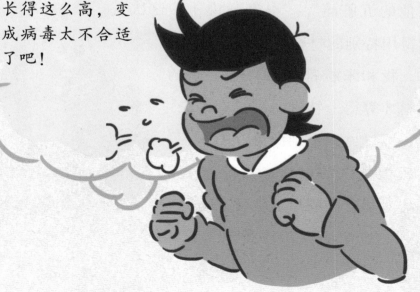

科学小贴士

　　我一路小跑，还是迟到了 10 分钟。虽然老师看在我生病的分儿上，没说什么，可我自己挺内疚的。高兴提议，我明天还是乘坐自己的喷嚏上学好了，因为喷嚏里气流的时速可以达到 160 千米左右。米粒却说，要是童晓童变成一个流感病毒，或许能用上这个方法。不是吧？一个流感病毒的直径才 0.0000001 米左右，用电子显微镜才看得到，我长得这么高，变成病毒太不合适了吧！

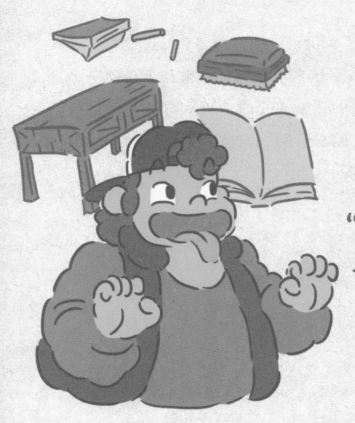

11月27日
星期二
"墨鱼汁意面"
与"粉丝煲"

今天手工课的主题是食物。高兴满心欢喜，他不仅能吃掉我们小组的作品，还会游说其他小组把作品"摆进他的五脏庙"。可老师说了，这次我们得用特别的材料。

我和米粒都觉得，不能吃的材料才算得上特别。高兴有些失望，不过，一想到课桌、书本、黑板擦什么的以后也可能激起他对美食的联想，他就兴奋起来。这个高兴，枉我跟米粒为

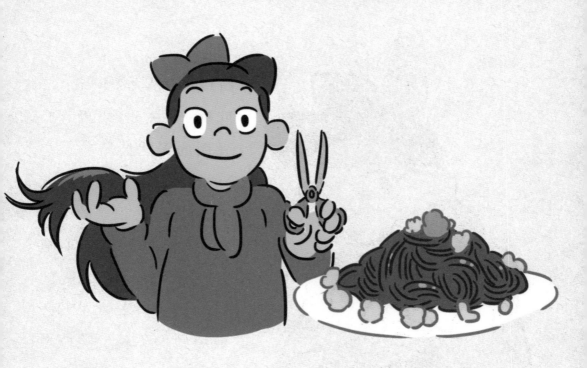

他设计了那么多减肥计划！不行，我一定要选一种让高兴提不起食欲的材料。

要不，就头发吧！我们曾在学校报栏里看到黑心作坊用头发做酱油的报道。他们从头发里提取氨基酸，虽然它会让酱油吃起来有些鲜味儿，但使用这种原材料本身就很恶心，再加上制作工艺根本不能保证卫生安全，对人体绝对有害。就为这个，高兴那天的午饭吃得格外艰难。

米粒对我的提议心领神会，她扬言要剪掉乌黑的长发做一碗"墨鱼汁意面"。高兴信以为真，不免有些心疼："你的头发平均每天才长不到 1 毫米，剪掉怪可惜的呢！"米粒表示不在乎："我就算不剪，每天大概也要掉 80 根头发，剪了算啦！"

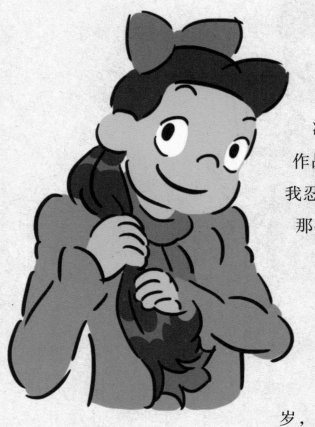

高兴的表情无限惋惜："这咔嚓一下，你可就少了头发做的天然披肩啦，这么冷的天，你背上的汗毛孤军作战抵御寒气会很累的呢！"

我忍不住大笑起来："放心吧，那些汗毛有立毛肌陪着呢！"

其实，米粒才不舍得剪掉她这头长发呢！米粒说，她的每一根齐腰长发，就好像按时间顺序叠压的地层——发梢大概5岁，相当于地层中年代最久远的太古代；发根处最年轻，就好比地层中的新生代；而从发根到发梢之间，则依次生长着头发的中生代、古生代、元古代。

听米粒这么一说，我瞬间有了新的想法。比起"墨鱼汁意面"，米粒的头发也许更适合做一幅创意画，名字就叫作"时间"吧。

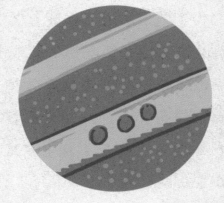

科学小贴士

这次"科学小超人"交的手工课作业，不是"墨鱼汁意面"，而是"粉丝煲"。我们剪了高兴的头发，因为他的头发含铜、铁和钴比较多，发色跟"粉丝煲"红棕色的卖相最接近。可能因为是自己的头发做的，高兴的食欲竟然没打折扣。午饭的时候，我听到他对食堂窗口的师傅说："来碗粉丝煲，大份的！"

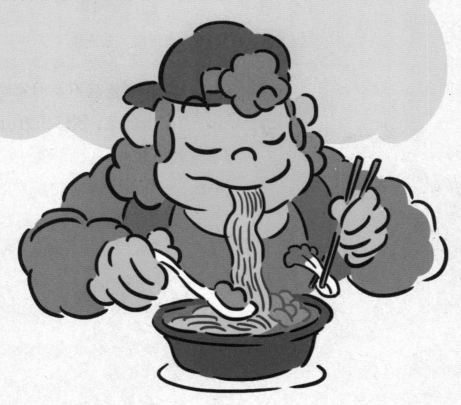

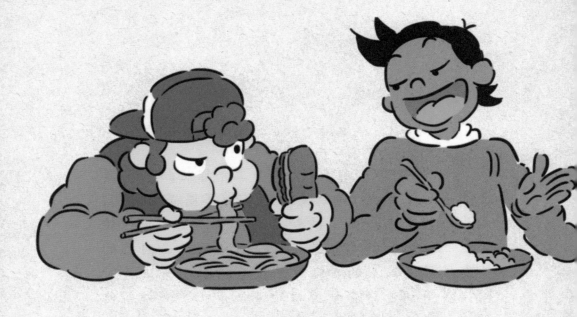

12 月 4 日　星期二
不懂审美的加工者

晚上 7 点，老爸赶不及回家吃饭，妈妈和我看着桌上的菜，顿感压力山大。嘿，有了！我拿起电话，请来吃货中的"战斗机"。饭局之初，这架"战斗机"还处在短距起飞阶段，吃得稍显矜持；等我妈去了书房，他立马转入垂直爬升模式，狼吞虎咽，不顾吃相地开始风卷残云了。

我开玩笑说："要是觉得一张嘴不够用的话，借鉴一下盲鳗的进食方法吧！这种长着像梳子一样角质齿的海洋动物，能一头扎进猎物腹中进食，它的外鳃孔在离口很远的身体后部开口，所以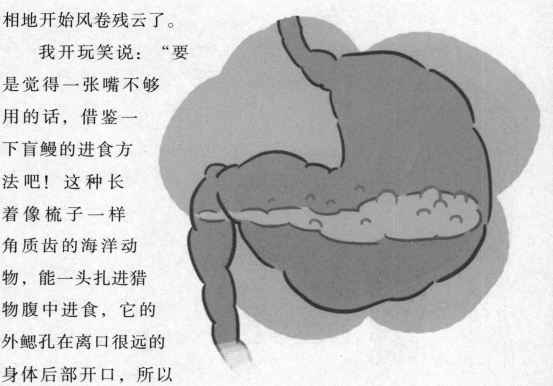身体前部钻进猎物体内也不会影响呼吸。"高兴边吃边摇头："我的鼻子是长在脸上的，要是把脸埋进饭里去，肯定喘不过气来。"

高兴一番话，说得我忍不住笑起来。不过，高兴嚼两下就吞的进食方式，跟不嚼就吞的大蟒蛇也差不离了，这不是给胃找事吗？高兴却说："阿姨做的菜好吃又好看，我是不想毁掉菜的外观嘛。"

唉！高兴你知道吗？胃就像不懂审美的加工者，再美的菜到了它那里，都会被有力的胃壁肌肉浸湿、挤压和被强酸性的胃液消化，在三四个小时之后，成为千"菜"一面的粥状食糜。

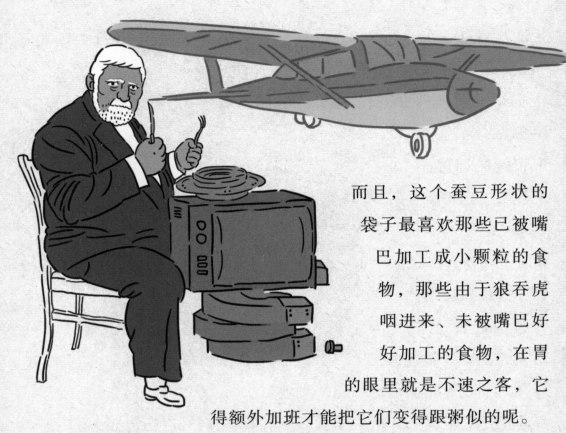

而且，这个蚕豆形状的袋子最喜欢那些已被嘴巴加工成小颗粒的食物，那些由于狼吞虎咽进来、未被嘴巴好好加工的食物，在胃的眼里就是不速之客，它得额外加班才能把它们变得跟粥似的呢。

很明显，我的提醒被高兴视若浮云。我不禁想起霍基蒂卡美食节那天，为了把食堂的黑暗料理吞下肚，我们找了法国男人洛蒂托"做榜样"。这人的食谱已经跨越饭菜的边界，他的胃要加工的还有玻璃、金属、自行车、电视机、飞机……难道，高兴想学习洛蒂托？虽然没法儿在食物的材质上超越前辈，但在义无反顾地折腾自己的胃方面，他还有超越的可能。吃着吃着，高兴突然"哎呀"一声，打断了我的忧虑。原来，高兴一会儿要跟他爸爸到一个印度人家里赴宴。我瞪大了眼睛："宴会这种跟吃有关的事，你也会忘记？"高兴抹了抹嘴："哪能呢！印度人的宴会说是8点开始，其实正式晚宴要推迟大约3个小时，所以，我在你这里吃了再去才是明智之举。"

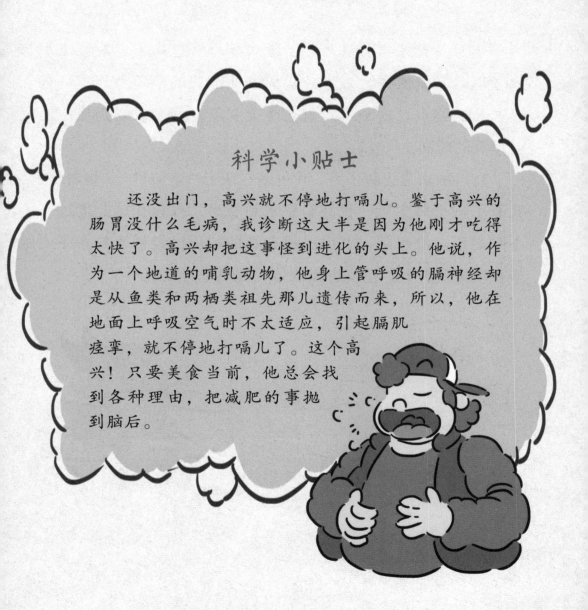

科学小贴士

　　还没出门，高兴就不停地打嗝儿。鉴于高兴的肠胃没什么毛病，我诊断这大半是因为他刚才吃得太快了。高兴却把这事怪到进化的头上。他说，作为一个地道的哺乳动物，他身上管呼吸的膈神经却是从鱼类和两栖类祖先那儿遗传而来，所以，他在地面上呼吸空气时不太适应，引起膈肌痉挛，就不停地打嗝儿了。这个高兴！只要美食当前，他总会找到各种理由，把减肥的事抛到脑后。

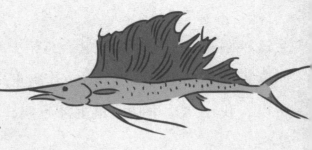

12月8日
星期六
今夜无人入睡

　　今天，"科学小超人"在高兴爷爷家过周末。晚饭之后，我觉得时间就像被大海里短距离游泳最快的旗鱼咬住了一样，飞速冲向终点。这个终点就是晚上9点，是高兴奶奶规定的我们睡觉的时间。

　　高兴翻来覆去睡不着，我也躺在床上"烙煎饼"，烙着烙着，我有了一个好主意。我俩偷偷来到书房，打算在这儿度过一个不眠之夜。没想到，书房里最有利的地形已经被米粒占了。她坐在飘窗窗台上，把窗帘当掩体，肉眼绝对发现不了。

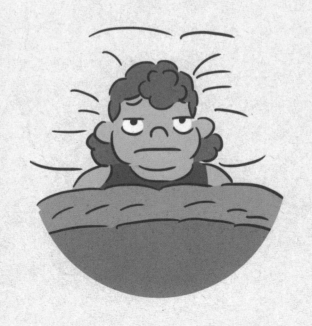

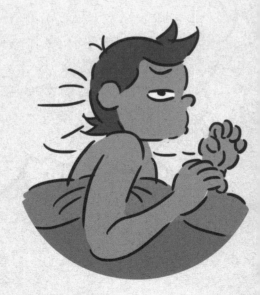

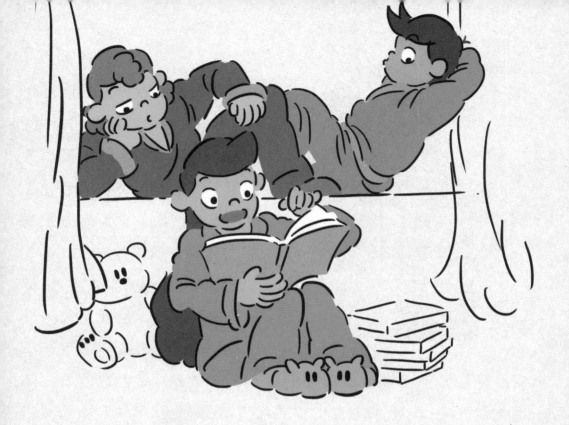

　　米粒捧着一本《镜花缘》，读得正酣。我和高兴凑过去看，顺便挤占有利地形。米粒察觉了我们的真实意图，小声地呵斥道："还不去睡觉？没听过伯虑愁眠吗？"我和高兴索性在飘窗窗台上躺下来，催米粒快讲。米粒怕我俩嚷来嚷去把高兴爷爷奶奶吵醒了，就没再卖关子。原来，伯虑是清代李汝珍在他的神话小说《镜花缘》里描绘的一个奇异的国度，这个国家的人都不睡觉，他们因此短寿，连地位尊贵的伯虑国王都是还不到30岁就已经老态龙钟了。

　　这么严重？想着我帅气的形象即将遭受通宵不眠的摧残，我就打起了退堂鼓。可是，高兴却拿出奥尔·赫津来给我打气。

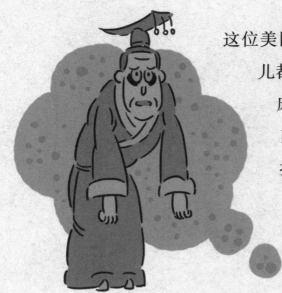

这位美国著名的不眠者一辈子连打盹儿都没有过，在他新泽西的家里，床和吊床都是多余的，要是感到累了，他就坐在摇椅上看看报纸或者别的，觉得体力恢复了，他又开始工作。

哇！我要是成了奥尔·赫津，那我每天的有效生命就比从前多了8小时。那样我就会知道琥珀夜里都干了些什么，是跟它白天一样温文尔雅呢，还是像它小时候那样爱撕咬地毯？

高兴见我回心转意，又说出了一串不眠者的名字：瑞典妇女埃古丽、古巴工人伊斯、法国人列尔贝德、西班牙人塞托维亚……奇妙的是，这些"伯虑国居民"似乎没有因不眠而短寿，他们中很多人活过了70岁，有的甚至在耄耋之年仍然身体健康。

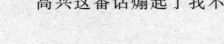

高兴这番话煽起了我不眠

的决心，我有心把一夜不眠扩展成一生不眠，米粒却"哼"了一声，说道："童童，你就死了这条心吧！高兴说的这些人跟我们普通人都不一样。"高兴嘿嘿一笑，算是默认了。这里面到底有什么蹊跷呢？

科学小贴士

米粒说，高兴口中的这些人都是遭遇重大意外才变成不眠者的。比如，埃古丽是在母亲突然离世之后精神上受了很大刺激才没法儿睡觉的。列尔贝德两岁的时候跟爸爸妈妈去看国王路易十六被绞死，他被倒塌的看台砸破头骨，醒来之后就再也睡不着了。唉！本来我还想用意大利作曲家普契尼的咏叹调《今夜无人入睡》来命名这个特别的夜晚。现在看来，我还是老老实实"烙煎饼"去吧！

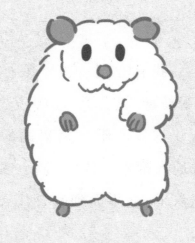

12 月 9 日
星期日
睡了再睡

我和高兴就像两只小仓鼠，都日上三竿了，还不肯起床。不过，人家小仓鼠本来就是夜行性动物，借着夜色的掩护出来活动，白天当然要补觉了。我跟高兴却是故意跟生物钟作对，这下可惹恼了掌管生物钟的下丘脑，所以，它就罚我们多睡一会儿。

可是，再睡下去，我们就会连午餐也错过了。一边是美食，一边是睡眠，这场势均力敌的竞赛究

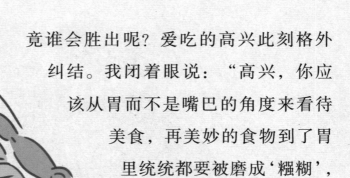

竟谁会胜出呢？爱吃的高兴此刻格外纠结。我闭着眼说："高兴，你应该从胃而不是嘴巴的角度来看待美食，再美妙的食物到了胃里统统都要被磨成'糨糊'，还有什么分别啊。"

高兴也在安慰自己："反正躺着什么也没做，又不消耗能量，我就这样躺到明天早上吧！"

米粒推开虚掩的门，咯咯一笑："看来只有普罗克拉斯提斯的铁床才能治好你们的懒病了！"啊！这还得了！要知道，普罗克拉斯提斯在古希腊神话里可是一个超级强迫症患者，他有一张铁床，凡是他遇到的人，都会被他捉到床上，他比着床的长度，把个子矮的人拉长，把个子高的人的脚给剁掉，真是太可怕了。我一个鲤鱼打挺起床了，高兴却无动于衷，米粒只好抛开神话，跟他讲讲现实："哎！就算躺着不动，你每分钟也得消耗 5 焦耳

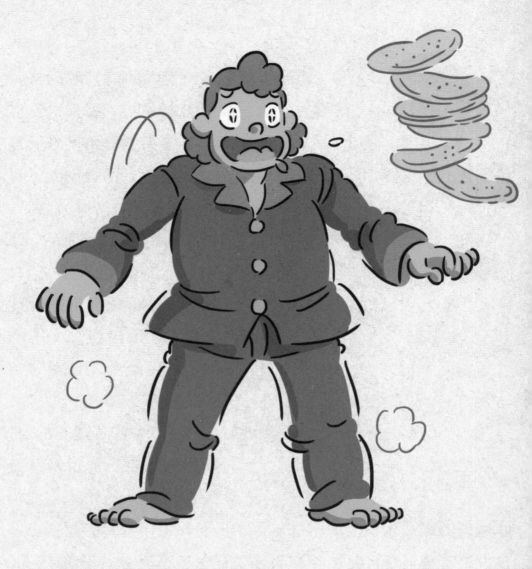

左右的热量！要是再躺上 8 个小时，一包 100 克油炸薯片所含的热量可就溜走了。"

　　啊？薯片！高兴终于起床了。看来，在高兴的心目中，薯片比"铁床匪"还厉害呢！

　　不过，高兴奶奶的餐桌上可没有油炸薯片，她还想让它从自己的菜谱上彻底消失！

我跟米粒却想着："没了炸薯片，拿什么叫高兴起床呢？"

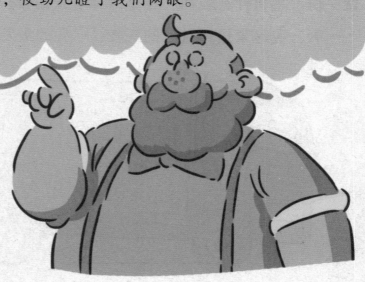

科学小贴士

高兴爷爷倒挺羡慕我跟高兴的好睡眠，他说："晚上贪玩不想睡，早上贪睡起不来，这是年轻的标志啊！我小的时候，总是比爸爸妈妈多睡两个小时，这可都是为了让大脑好好休息。"哈！这下我跟高兴都心安理得了，要不一会儿再回去接着睡？米粒马上看出了我们的心思，使劲儿瞪了我们两眼。

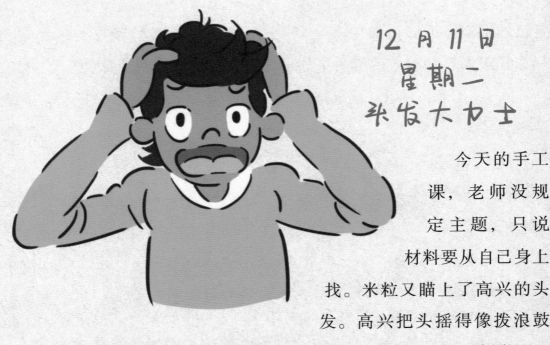

今天的手工课，老师没规定主题，只说材料要从自己身上找。米粒又瞄上了高兴的头发。高兴把头摇得像拨浪鼓似的："我的头发只适合做'粉丝煲'，老做这个多没创意啊！我看，童童的头发虽然短了点儿，但是富含铜、铁，颜色乌黑，做一份'墨鱼汁粒粒面'还是绰绰有余的嘛！"

啊？我赶紧捂住自己的头发："我的头发是大力士，做'墨

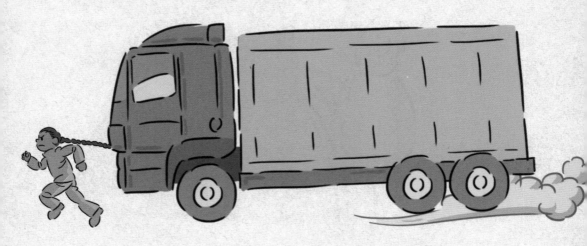

114

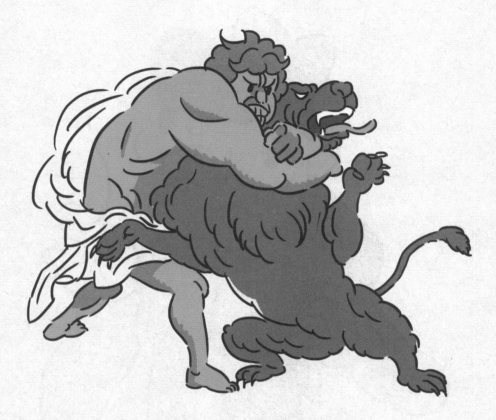

鱼汁粒粒面'太屈才了！"高兴笑了："你把自己当成传说中的犹太大力士参孙了吗？参孙能空手跟雄狮搏斗，他的力量就来源于头发！"我摆了摆手："不用变成参孙，我的头发照样是大力士。就算是一头非洲雄狮，体重也不过180千克左右。我的头发可拉得动50辆重量1000千克左右的小轿车呢！"高兴拈起我帅气的刘海儿，拉了拉："别吹牛啦！只怕小轿车还没挪窝儿，你的头发就已经绷断了。"我理了理被摸乱的发型，说道："哼！我每一根头发在干燥的时候能被拉长30%左右，要是打湿了，被拉长的部分可以接近头发原始长度的一半呢！"

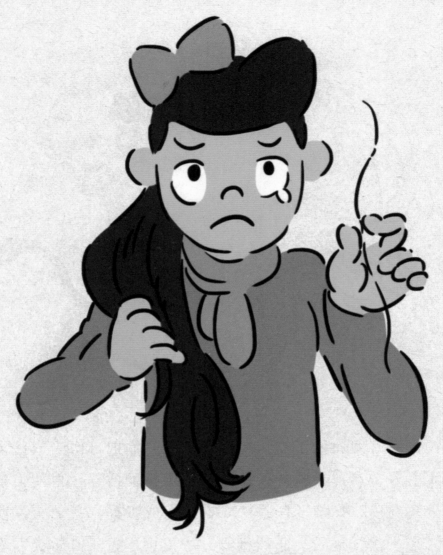

　　就这样磨叽了半天，手工课都快结束了，我跟高兴谁也不肯剪下自己的头发做材料。其实，我们俩早就心有灵犀，认定米粒才是提供材料的不二人选。无奈之下，米粒只好拔掉自己的一根头发，放到课桌上。我们仨大眼瞪小眼，这根头发能做成什么呢？

　　唉！要是我手里握有聚焦离子束，我就能在这根直径大约

0.00005 米的头发上涂涂画画了。只是，当这群离子以几乎相同的速度奔向米粒的发丝时，万一我没拿捏好，作品就未必有艺术家所刻的漫画《胡安娜编织的星球》那样精致了。

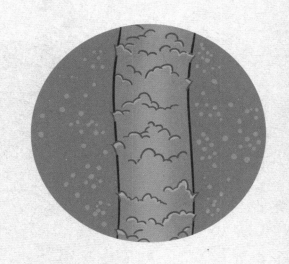

科学小贴士

就算我借来离子束，而且拿捏得恰到好处，我刻出的作品也只能放在显微镜下观看。那时，我们看到的将不只是图画，还有米粒头发上的毛鳞片。要是它们排列整齐又紧紧闭合，头发就算年轻；要是毛鳞片翘起来，就说明这头发已经受损了。

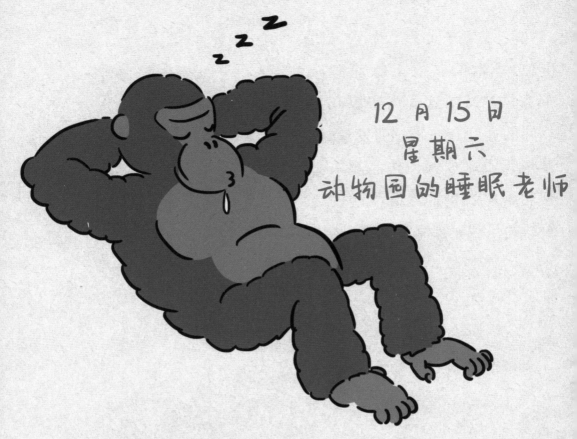

12月15日
星期六
动物园的睡眠老师

　　我们到动物园的时候，正赶上动物们睡午觉。我有些失望，就对高兴和米粒说："要不，我们也回家午睡吧！"高兴却说："老是像人一样睡觉多没意思呀！不如我们趁这个机会，学学动物们怎么睡觉吧！"有意思！

　　我们先到猩猩馆看黑猩猩。作为人类的近亲，黑猩猩与人类的基因相似度达到98%以上，所以，按理说黑猩猩最适合当我们的睡眠老师了！

　　在露天的草地上，黑猩猩扎卡妮枕着自己的胳膊睡得正酣。米粒说，这只母猩猩还真是随遇而安，在老家乌干达西部的托罗·塞姆利基野生动物保护区的时候，它每天都会爬到乌干达铁木的树冠上做窝睡觉呢。

　　想想看，在大树的怀抱中睡去，枝叶婆娑，光影斑驳，连呼吸都有了树的味道，耳边小鸟叽喳，微风轻拂，大概所有的焦虑都会跑得无影无踪了吧。可是，我们脚趾向上转动的角度只有扎卡妮的一半左右，所以我们没法儿像扎卡妮那样在树枝

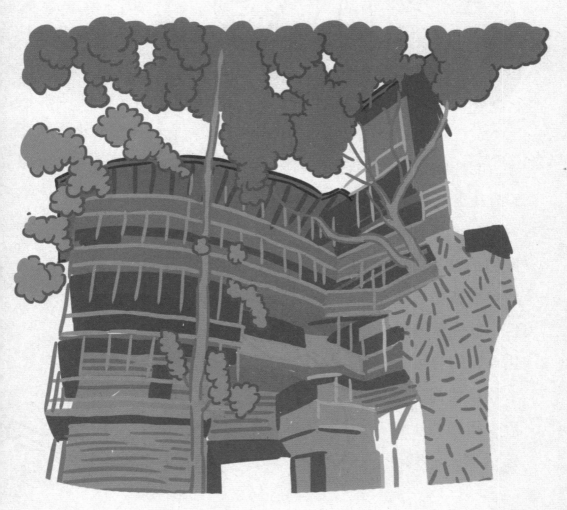

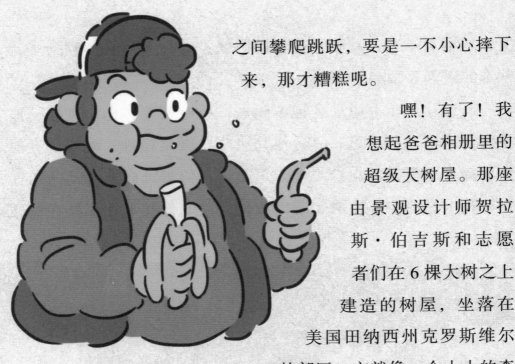

之间攀爬跳跃，要是一不小心摔下来，那才糟糕呢。

嘿！有了！我想起爸爸相册里的超级大树屋。那座由景观设计师贺拉斯·伯吉斯和志愿者们在6棵大树之上建造的树屋，坐落在美国田纳西州克罗斯维尔的郊区，它就像一个小小的森林，能滤除空气中的有害气体，带给人比住在水泥房子里更多的清新空气和愉悦的睡眠。

为了感谢扎卡妮给我们的睡眠启示，高兴准备把包里最后一根香蕉扔到扎卡妮的身边。米粒拉住高兴，指了指围栏上的告示牌："禁止

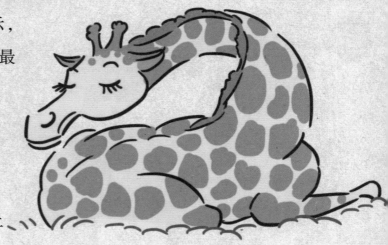

喂食！"于是，高兴剥掉香蕉皮，心安理得地要往自己嘴里喂。米粒提醒道："高兴，要不留着睡觉前吃吧，熟透的香蕉里富含镁，可以让你更放松地入睡呢。"高兴一犹豫，我趁机张开大嘴，啊呜一口吃掉了半根香蕉。嘿嘿！

科学小贴士

其实，我们的睡眠老师还有长颈鹿。长颈鹿睡觉的时候，喜欢把头弯到背上。嗯——虽然我们人类跟长颈鹿一样有 7 块颈椎骨，而且我们的第一块颈椎骨在英语里叫作阿特拉斯，是以希腊神话中支撑苍天的泰坦巨神的名字来命名的。但是，长颈鹿老师的睡眠动作难度系数实在太高了，我们打算下辈子再好好学。

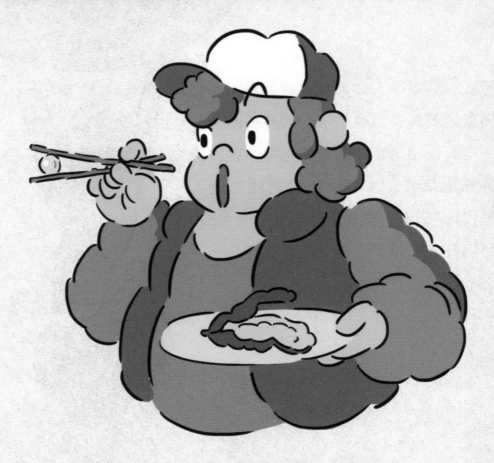

12月16日 星期日
"百万分之一"事件

刚冲进游乐场大门，"科学小超人"就分开了。我们想分头找自己最想玩的。可是，不到两分钟，我就在过山车轨道旁看到了高兴和米粒。高兴一脸兴奋，他说这可是"百万分之一"事件。假设人每天有 8 个小时是足够清醒的且处于活动机警中，按每秒遭遇一个事件计算，那么 35 天就会遭遇 100 万个事件，按平均概率，我们每 35 天都可能在某一秒遭遇一次奇怪的事情。

上个月高兴的"百万分之一"事件，是在一只生蚝里吃到一颗珍珠，毕竟生蚝这种海产贝壳不怎么爱揽制造珍珠的活儿。

可我记得，今年6月的一天，高兴曾对天发誓，一辈子都不碰过山车！我劝高兴还是别坐了，他却一屁股坐到最后一节车厢，这里可比上次坐的车头在通过最高点时的速度快得多。等高兴明白过来，离开车只有10秒了。高兴说，此时此刻他肺里的几亿个微小的肺泡里，装的不是空气，而是满满的恐惧。他祈祷自己变成乌龟，这样他每分钟的心跳就可以只有20次，而不是怦怦怦100多次。

哗啦！过山车开动了！高兴后悔不迭："哎哟！我的骨头都快散架了。"米粒安慰说："放心吧！虽然你刚出生的时候

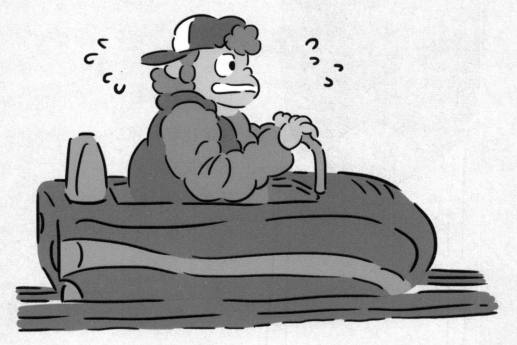

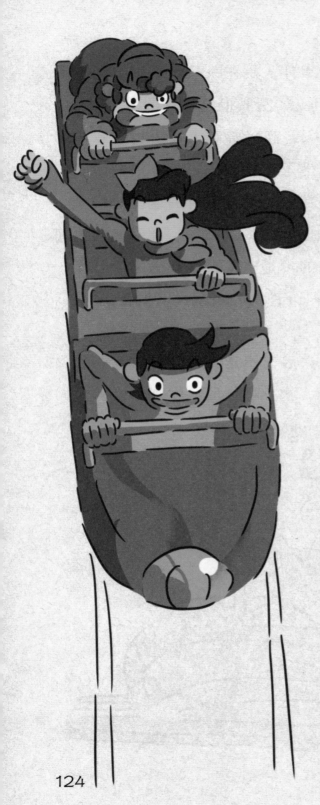

有 300 多块骨头，可经过这么多年的'大陆漂移'，你的骨头已经融合成 206 块，不会再分开了。"没多久，车尾就爬升到第一个"山丘"的顶点，高兴叫道："啊！我的耳朵都听到血流加速的声音了。"高兴真夸张，这明明是过山车轮子和铁轨摩擦的声音，再说了，人的耳朵怎么听得到血流加速这种声音呢！

下一秒，过山车飞快地向下俯冲。强大的失重感觉整得高兴连跳车的心都有了，他哀号着："瞧这速度，它跑一圈好像比我身体里的血液循环一圈还快！"我大声说："要真是那样的话，20 秒就跑完全程，你连担心的时间都没有就结束了，那才好呢。"

科学小贴士

　　5 分钟后，我和米粒搀扶着高兴下了过山车。

　　比起上次把刚吃进去的爆米花都吐了出来，高兴这次也算进步不小。起码，他坐完过山车还挺有食欲。他振振有词地说，他长大以后也要组建"肥胖芭蕾舞团"，跟俄罗斯那个舞团一样，演员的平均体重要 120 千克以上，而且，他的口号是："绝不减掉 1 千克！"

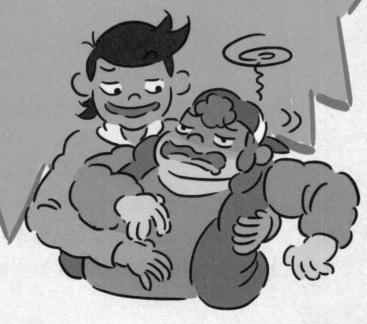

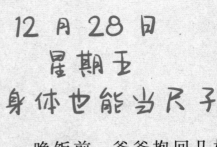

12 月 28 日
星期五
身体也能当尺子

晚饭前，爸爸抱回几枝蜡梅。我和妈妈闻香而动，分别从书房、厨房来到客厅。爸爸以花为令，让妈妈找来陶瓶装蜡梅，又吩咐我去五金店买根软管。蜡梅入陶瓶，倒有几分古意，可塑料软管干什么用？爸爸说："蜡梅用雪水来养最好了，实在没有雪水，井水、河水也行。"我不得不友情提醒："说到井水，离家最近的要算故宫里的井水了，可这个时间故宫早关门了。至于河水，家门口那条河这两天正在清淤，味道比平时更大，梅花肯定不喜欢。"爸爸明显有些失望："那就用自来水。"

我还是纳闷儿，软管跟插花到底什么关系？爸爸皱了皱眉头，说道："换水的时候，把梅花从瓶里拿出来不是会抖落很多花苞吗？要是用软管吸出陈水，花不就少受折腾开得更好吗？"

126

明白！爸爸是想借用虹吸原理，把一根装满水的软管一头放进有水的花瓶，一头放进位置更低的空盆，这样，水的重力和大气压力一起使劲儿，软管就跟大象鼻子一样，把水从花瓶里吸出来，吐到空盆里了。

我顶着薄暮的寒风，跑到了五金店。刚要开口，却不知道该买多长的软管。我打电话问爸爸，爸爸满屋子找尺子却没找到，就拿自己的手做尺，说要20拃就够了。这个办法不错！

我在一本汉代古籍《大戴礼记》里看到"布指知寸，布手知尺，舒肘知寻"的句子，在国际通用的计量单位米制发明以前，古人都喜欢用身体来测量长度。我爸说的拃，就是《大戴礼记》里说的尺，把大拇指和中指伸开以后，两个指尖的距离就是一拃。

老板刚把软管找出来，高兴就跑进来买灯泡了。我伸开拇指和中

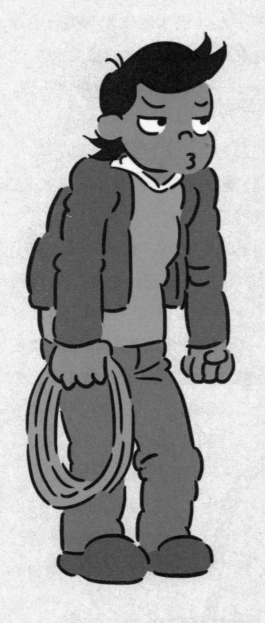

指，在软管上一拃一拃地量起来："……18，19，20！"我让老板从我中指指尖比着的位置剪断软管，高兴看到却说，这样肯定买不到爸爸想要的长度，回去说不定要挨揍呢。高兴一边说一边嘿嘿地笑，我却有些莫名其妙。高兴提醒说："且不说叔叔的手比你的手长，你俩量'拃'的方法也未必相同。你是用拇指和中指，也有人习惯用拇指和食指，用中指比用食指长了两厘米左右呢。"

爸爸肯定不会为这事揍我，倒是我得好好埋怨埋怨他。如果他生在古代，且是一个君王或者超级美男子，那样的话，很多人就会把他身体的尺寸当作通用标准，我也就不用为了买条软管费这么多脑筋了。

科学小贴士

　　上周在米粒家，米粒爸爸讲了历史上以身体做尺子的传说故事，还真不少！比如，建造金字塔时所用的度量单位，就是腕尺，也就是古埃及法老中指指尖到肘关节之间的长度。在8世纪末的罗马帝国，罗马人都以皇帝查理一世的脚长作为1英尺。100多年后的英国人都以国王埃德加大拇指关节之间的距离作为1英寸。开创了贞观盛世的我国唐代皇帝李世民，则规定他左右脚各横跨一步后两脚之间的距离就是1步。不过，一旦跨出了国界，其他国家的人对这些标准可不一定买账呢！离开五金店的时候，我买了一把米尺，有了这种以光在真空中耗费1/299792458秒穿越的距离作为1米的测量工具，我和爸爸就犯不着用拃来量软管了。

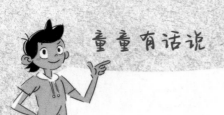

科学日记的写法

不瞒你说，写了这么多日记，我通过总结，已经深刻认识到科学日记与普通日记的不同啦！

普通日记主要就是要把当天事件的主人公、时间、地点都写清楚，还要把主要事件的起因、经过、结果交代明白。注意不能写成"8点我做了什么，然后又做了什么，接下来又怎么样"，这样就变成了"日记杀手"——流水账了。

写日记呢，还要注意加入自己的思考和情感，否则讲出来的事情就像发生在石头人身上，干巴巴的，一点儿都没意思。你知道的，我们小朋友总是有很多被大人称作奇思妙想的东西，如果不记录下来，就太可惜了。

啊，对了！还有一点是写日记一定要勤奋。我们身边每天发生那么多有意思的事情，也会遇到许多奇特有趣的人，这都需要及时记录下来。因为发生在我们身边的事情太多了，如果不及时记录，时间一长就会忘记。要知道，很多大文豪，都是通过记日记积累素材、锻炼文笔的呢！咱们的作文也可以

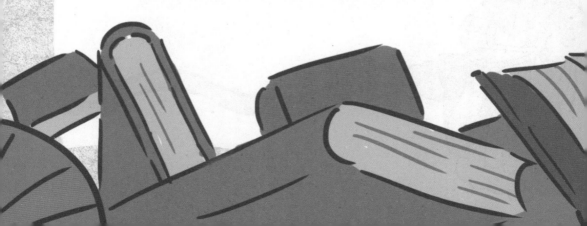

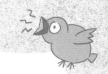

通过记日记来提高。

　　接下来我要说说科学日记的写法。科学日记也是日记的一种，所以在基本要求方面是和普通日记一致的，不过多了"科学"二字，却又有许多需要注意的地方。普通日记中，我们可以单纯记述一个现象，那么科学日记就要求我们解释这种现象，并且尽量在此基础上做到举一反三，集思广益，用我们的智慧做引导，亲自动手去实践。因为实践才是检验真理的唯一标准嘛！讲解一个现象的科学原理是一个很复杂的过程，如果只是将书本上的解释抄在日记本上，很多对于我们来说依然是一头雾水。所以不懂的知识要向大人们请教，直到真的明白了，再用自己的话记到日记里，这样的科学日记才是有意义的！

　　记日记需要勤奋，记科学日记还需要有探索精神。日常生活中的点滴都蕴含着科学原理，多问几个为什么，你会发现许多想象不到的有趣知识。树上的果子掉下来砸到牛顿，牛顿问出为什么果子是向下落到地上，而不是飞上天。如果是你，会不会欢天喜地抱着果子洗洗吃掉了呢？

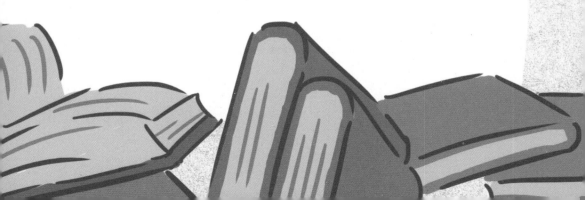

图书在版编目（CIP）数据

我们的身体 / 肖叶，吴丽娜著；杜煜绘. -- 北京 :天天出版社, 2024.6

（孩子超喜爱的科学日记）

ISBN 978-7-5016-2317-4

Ⅰ.①我… Ⅱ.①肖… ②吴… ③杜… Ⅲ.①人体—少儿读物 Ⅳ.①R32-49

中国国家版本馆CIP数据核字(2024)第092390号

责任编辑：陈 莎　　　　　　　文字编辑：程笛轩
责任印制：康远超 张 璞　　　美术编辑：曲 蒙

出版发行：天天出版社有限责任公司
地址：北京市东城区东中街 42 号　　　邮编：100027
市场部：010-64169902　　　　　　传真：010-64169902
网址：http://www.tiantianpublishing.com
邮箱：tiantiancbs@163.com

印刷：北京鑫益晖印刷有限公司　　　经销：全国新华书店等
开本：710×1000　1/16　　　　　　印张：8.25
版次：2024 年 6 月北京第 1 版　　印次：2024 年 6 月第 1 次印刷
字数：78 千字

书号：978-7-5016-2317-4　　　　　　定价：30.00 元

版权所有·侵权必究
如有印装质量问题，请与本社市场部联系调换。